JN268001

説明力で差がつく保健指導

坂根直樹｜佐野喜子 編著

SAKANE Naoki　SANO Yoshiko

中央法規

はじめに

　保健指導の現場では，こちらは頑張って説明しているつもりなのに，相手には伝わっていなかったという経験が誰にでもあるものです．特に，対象者が「はい，はい」と2回「はい」を続けて返答する時は要注意です．その場から，早く立ち去りたいがために調子よく返事をしてるだけかもしれません．逆に，上手に説明することで対象者の理解度が深まり，本人が納得した上で行動変容につながっていくこともあります．

　つまり，支援者の説明力で保健指導に差がついているわけです．それでは，どうしたら説明力を磨くことができるのでしょうか？　長い時間をかけてこんこんと説明をすればよいというものではありません．短時間の保健指導の中では，ポイントを押さえた"わかりやすい説明"が求められているのです．

　また，"メタボリックシンドローム"という言葉の認知度そのものは高いのですが，「肥満＝メタボ」「メタボ＝腹囲85 cm以上（男性の場合）」と勘違いしている人が何と多いことでしょうか．あるいは，糖尿病外来に長年通っている患者さんでさえ，血糖コントロールの指標であるHbA1cの意味を知らなかったり，悪玉コレステロールであるLDL-コレステロールの自分の管理目標が言えなくて，私自身ガックリくることもあります．「今さら，聞けない」，「知らないと恥ずかしい」という気持ちがあるのかもしれません．これには，我々保健医療従事者がこれまでわかりやすい説明をしてこなかったことにも原因があるかと思います．そこで，第一線の現場で活躍されている先生方に説明力を磨くコツについて執筆していただきました．

　まず，第1章では「新人が陥りやすい3つの罠，ベテランが気をつけたい3つの罠」について解説しました．この3つの罠に自分がはまっていないかをチェックしてみてください．次の第2章では，検査値や病態についての説明力を磨くことが主題です．ありがちな説明をしていないかをチェックして，思わず納得がいく説明ができるように同僚と練習してみましょう．続いて，第3章では「水を飲んでも太るんです」などといった"よくある困った質問"への説明法について学びます．言ってはいけないNGワードと効果的な説明法について学びましょう．現場ですぐに使えるツールやエビデンスも掲載していますので参考にしてください．

　さらに，第4章は「お酒を減らせない男性」（無関心期）など各変化ステージ別の対応について，第5章では4つの性格タイプに合わせた説明法について学びます．対象者のステージ別でも，性格タイプ別でも効果的な説明法が変わることを実感してください．そして，第6章では説明力が活かされている事例を紹介しています．実践力も身につけましょう．また，おまけとしてゲームで学ぶ運動指導と替え歌で学ぶ療養指導の付録をつけました．こうした工夫を凝らして楽しく学ぶことで対象者の理解が深まります．

　本書では，このように様々な視点から，"わかりやすい説明力"について解説しました．本書を一読していただき，皆さんの説明力の向上のきっかけにしていただければと思います．

2011年8月

坂根　直樹

Contents ◎ 説明力で差がつく保健指導

はじめに

第1章　説明力を磨く意義 ………………………… 5
新人が陥りやすい3つの罠，ベテランが気をつけたい3つの罠 —— 6

第2章　説明力を磨く ……………………………… 17
1. メタボの説明法 —— 18
2. 糖尿病の説明法 —— 20
3. HbA1cの説明法 —— 22
4. 中性脂肪の説明法 —— 24
5. コレステロールの説明法 —— 26
6. HDLの説明法 —— 28
7. 尿酸の説明法 —— 30
8. 血圧の説明法 —— 32
9. 動脈硬化の説明法 —— 34
10. 脂肪肝の説明法 —— 36
11. 腎機能の説明法 —— 38
12. 歯周病の説明法 —— 40

第3章　よくある困った質問への説明法 ………… 43
1. 水を飲んでも太るんです —— 44
2. 特定健診って何ですか？ —— 46
3. どのくらい痩せたらいいの？ —— 48
4. カロリー計算は面倒！ —— 50
5. お酒の量がなかなか減らせない —— 52
6. 野菜を食べろっていうから食べたのに… —— 54
7. 缶コーヒーやスポーツドリンクをよく飲むのですが… —— 56
8. そんなに食べてないのに太るんですけど… —— 58
9. 夕食の時間が遅い —— 60
10. 薄味にするとおいしくない —— 62
11. 早食いで困ってます —— 64
12. 悪玉コレステロールを下げるには？ —— 66
13. 痩せる健康食品はありますか？ —— 68
14. 運動する時間がありません —— 70
15. 運動すると疲れるんです —— 72
16. 膝が痛くて歩けない —— 74

第4章 困った対象者への対応法 ―ステージ別対応― ……… 77

- Case1 お酒を減らせない男性への対応(無関心期) ――― 78
- Case2 運動する時間がない男性への対応(関心期) ――― 82
- Case3 健康情報に左右される女性への対応(準備期) ――― 86
- Case4 効果が実感できない女性への対応(実行期) ――― 90
- Case5 運動しすぎる男性への対応(実行期・維持期) ――― 94
- Case6 リバウンドした女性への対応 ――― 98
- Case7 人(妻・母)任せの男性への対応(関心期) ――― 102
- Case8 反応のない男性への対応(無関心期・関心期) ――― 106

第5章 性格タイプに合わせた説明法 ……… 111

1. 性格タイプは千差万別 ――― 112
2. 相手の性格タイプの見分け方 ――― 116
3. 性格タイプ別の説明法 ――― 120

第6章 説明力を活かした支援の実際 ……… 125

1. 歩数計を用いた運動指導 ――― 126
2. 高齢者に対する指導 ――― 130
3. 保険調剤薬局における保健指導 ――― 134
4. 加東サンサンチャレンジ―市民のやる気を高めるはじめの一歩― ――― 138
5. Get元気21―住民と職員が協力して健康づくり― ――― 142

付録

1. ゲームで学ぶ運動指導 ――― 148
2. 替え歌で学ぶ療養指導 ――― 152

参考資料

- 小型LDLとは ――― 156
- ブリーフ・インターベンションの概要 ――― 156
- ロコモティブシンドローム／サルコペニア ――― 157
- 工夫ポイント ――― 158

索引
執筆者一覧

―――〈凡例〉―――
　本書の本文中、会話例等において次の用語につき、それぞれ略称を用いています。

　　支援者　→　支
　　対象者　→　対
　　薬剤師　→　薬
　　患　者　→　患

第1章 説明力を磨く意義

新人が陥りやすい3つの罠，ベテランが気をつけたい3つの罠

1 はじめに

　新人は保健指導を始めた時には，基本的な保健指導に役立つ知識もあまり持ち合わせていないので，保健指導に大きな不安を抱えています。面接の経験も少ないのでコミュニケーションのスキルもあまりありません。しかし，学習意欲が高いので対象者の話をよく聴く姿勢は持っています。そして，少し経験を積むと，保健指導にムラが出てきます。面接がうまくいったり，いかなかったりしてきます。さらに，ベテランになると早く面接を終わらせようと，対象者の話をあまり聞かずに，ポイントだけ説明するようになります。新人は新人なりに，ベテランはベテランなりに気をつけたいポイントがいくつかあります。そこで本章では「新人が陥りやすい3つの罠（表1），ベテランが気をつけたい3つの罠（表2）」について概説します。

■表1　新人が陥りやすい3つの罠

その1　話を聞くだけで終わる
その2　習ったことをすべて話そうとする
その3　「何かできそうなことはありませんか？」と漠然と尋ねて終わる

■表2　ベテランが気をつけたい3つの罠

その1　難しい医療用語を用いる
その2　略語を用いる
その3　対象者の話を途中で打ち切る

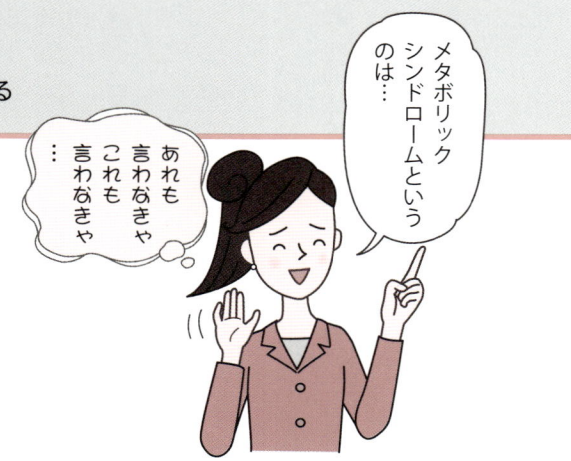

2 新人が陥りやすい3つの罠

①その1：話を聞くだけで終わる

《失敗例》

- 支「食事はどんなものを食べておられますか？」
- 対「朝はパンと牛乳に，野菜と果物でジュースを作って…」
- 支「ウンウン」（うなずく）
- 対「昼は簡単にすませることが多くて，たまに，友達と外食に行くこともあるんですけど…」
- 支「ウンウン」（メモをとりながら）
- 対「夜は野菜を摂るようにしています。それから…」
- 支「間食は？」
- 対「近所の人がよく来るので一緒におやつを食べちゃうんですよね。悪いとは思っているんですが…」
- 支「そうですね」
- 対「ストレスがたまると，身体にもよくないでしょ」（同意を求める）
- 支「そうですね」（ちょっと困った顔）

[解説]

　新人の場合，対象者との信頼関係の確立が大切と考えて対象者の話を聞きすぎて，本題である病態の説明や具体的な行動目標の設定にまで至らないことがよくあります。つまり，面接が話を聞くだけに終わってしまうわけです。対象者のペースで話を聞いて信頼関係が確立できたと感じたら，次の行動変容の段階に移りましょう（図1）。

　禁煙指導と同様に減量指導では「5Aアプローチ」（Ask, Advise, Assess, Assist, Arrange）がよく用いられています[1]。減量指導においても，支援者が「どんな運動をしていますか？」，「朝食はどんなものをよく食べていますか？」など体重，食事，運動について質問する（Ask）ことから始めるとよいでしょう。「週に5日は30分以上の運動が目標です」，「あなたには5kgの減量が必要だと思います」と目安を明確に示したアドバイ

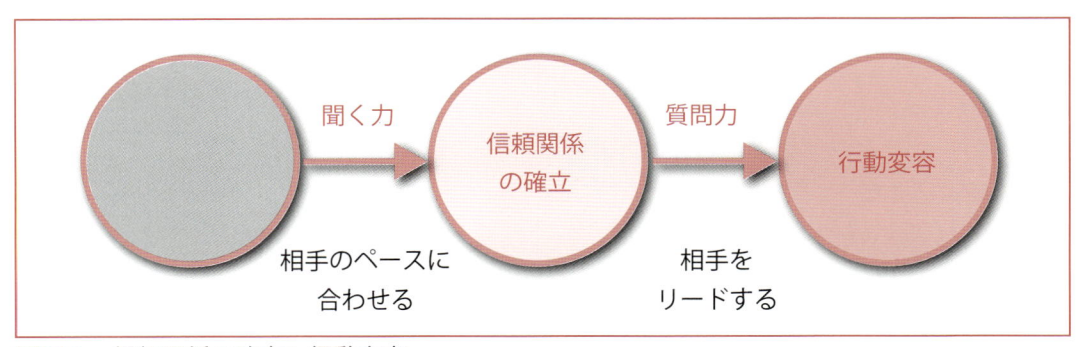

■図1　信頼関係の確立と行動変容

ス（Advice）が効果的です。

次に「近い将来減量するために何か変えたいと思いますか？」など減量への準備性を評価（Assess）しましょう。「どのくらい減量したいですか？」「週に3回運動するとしたら，どんな計画を立てますか？」「以前に炭水化物を減らしたダイエットをしたことがありますか？」「減量に取り組んだら，家族はどんな協力をしてくれますか？」などと支援する（Assist）ような質問をしてみましょう。そして，「次回の予約をとりましょう」などフォローアップの予定を決めます（Arrange）。

《成功例》

- 支「食事の中で気をつけていることを教えてもらえますか？」
- 対「夕食は野菜中心の料理にしています。間食をなるべく取らないようにしているんですが，近所の奥さんがいろいろ持ってくることが多くて…」
- 支「いろいろ気をつけておられるんですね。なるほど。それでは，今日は間食対策についてお話しましょうか？」（話す内容を絞る）
- 対「よろしくお願いします」
- 支「どんな時に，間食を食べたくなりますか？」
- 対「なければ，食べないんですが，目の前にあるとついね」
- 支「確かに，つい食べちゃいますよね。そんな人にいい方法があるんですよ！」
- 対「どんな方法ですか？」（興味深々）
- 支「それは…」（刺激統制法について説明する）

②その2：習ったことをすべて話そうとする

《失敗例》

- 対「この間の健診で，メタボ予備軍だといわれたのですが，メタボって何ですか？」
- 支「メタボリックシンドロームというのは，男性の場合は腹囲が85cm，女性の場合は90cm以上で，血圧，血糖，脂質などの心血管危険因子のうち，2つ以上当てはまるのがメタボリックシンドロームといわれています…」（クドクドと話す）
- 対「…」（早く話が終わらないかなぁ）
- 支「ここまでで何かご質問はありませんか？」
- 対「特にありません」（ここで質問したら，もっと長引きそう）
- 支「そうですか。それはよかったです。次に，どのくらいのカロリーを減らしたらいいのかを計算してみますね。身長と体重から計算すると…」（目の前で計算を始める）
- 対「…」（早くどうしたらいいのか教えて）

解説

　新人は学んだことはすべて話したいと思っています。しかし，我々支援者は全てのことを知っておく必要がありますが，対象者にはその人に合った情報をタイミングよく提供することが大切です。一般的に，話が長いと思うのは3分超なのだそうです。特に，難しい話は，長く感じます。つまり，心理学的な時間が伸びているのです。これは対象者の性格にもよります。せっかちな人にはポイントだけを伝えるとよいでしょうし，中にはゆっくりと説明してほしい人もいるでしょう。第5章（112頁）では対象者の性格タイプに合わせたアプローチ法について解説していますので参照してください。説明するポイントを絞るために，「○○を下げるには3つの方法があります」など前置きしてから話すのもよい方法です。詳しくは第4章（78頁）を参照してください。

《成功例》

- 対「この間の健診で，メタボ予備軍だと言われたのですが，メタボって何ですか？」
- 支「メタボですね。（一呼吸置いて）メタボになると心筋梗塞や糖尿病になりやすいといわれています」
- 対「それは怖いですね。具体的にはどんなことに気をつけたらいいんですか？」
- 支「Aさんの場合は，中性脂肪が異常に高いようですね」
- 対「中性脂肪って何ですか？」
- 支「テレビでよく血液がサラサラとか，ドロドロとかいいますけど，そのドロドロの原因が中性脂肪のことで，血液中の脂肪分のことです」
- 対「なるほど。その中性脂肪を下げるにはどうしたらいいですか？」
- 支「中性脂肪を下げるには3つの方法があります」（前置きをする）
- 対「それは何ですか？」（興味津々）
- 支「1つ目はアルコールです」
- 対「お酒はあまり飲まないし，それは大丈夫だわ」
- 支「次が，果物です」
- 対「果物はよく食べますね」
- 支「3つ目がおやつです」
- 対「やっぱり，おやつですか。おやつの食べすぎかしら」（気づき）
- 支「では今日はそのおやつ対策を一緒に考えましょうか？」
- 対「よろしくお願いします」

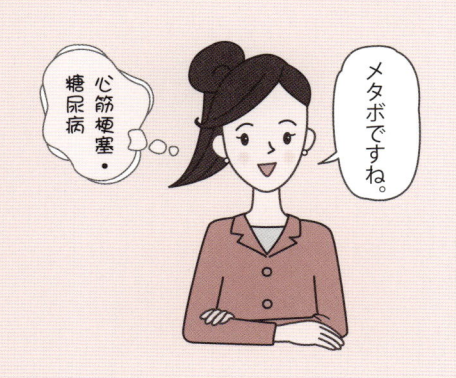

③その３:「何かできそうなことはありませんか?」と漠然と尋ねて終わる

《失敗例》

- 支「では，今日の話を聞いて何かできそうなことはありますか?」
- 対「できそうなことですか。特に，これといって思いつかないですね」
- 支「何でも結構です。例えば…体重を測定するとか」（誘導する）
- 対「体重測定ねぇ。できるだけやってみます」（自信がなさそうな顔）
- 支「それでは，頑張ってやってみてください」（ガンバリズム・根性論）

［解説］

保健指導の終わりには具体的な行動目標の設定と次回へのつなぎが大切です。「何かできそうなことはありませんか?」と尋ねると，「特に，ありません」と答えられる場合があります。本当に思いつかないのか，もしくは行動目標を実行する自信がないからなのかもしれません。「もし」（if）という仮定形を用いることで，できるできないに関わらず，行動目標をあげてもらうことができます。決して，こちらが勝手に行動目標を設定してはいけません。行動目標が立ったら，それを実行する自信度を尋ねてみましょう。自信度が高い（10点満点中8点以上）場合には即実行してもらいましょう。点数が中ぐらい（6〜7点）であれば，その行動目標を達成できるような工夫を対象者と一緒に考えましょう。点数が低い（5点以下）ようなら，難しい行動目標を立てたことを褒めた後に，実行可能性が高い目標をもう一つ立てておきましょう。

《成功例》

- 支「もし，メタボを予防するために何かするとしたら，どんなことを思い浮かべられますか?」
- 対「う〜んと」（少し考えている）
- 支「…」（相手の目の動きや表情を見ながら，少し待つ）
- 対「…やっぱりおやつを減らすことですかねぇ」
- 支「それはいいですね。やめるんじゃなくて，減らすですね」（相手の言葉を要約する）
- 対「止めるのはできそうにもないし…」
- 支「そうですよね。では，おやつを減らす自信は10点満点でどのくらいですか?」
- 対「そうですね。5〜6点ですかねぇ」
- 支「5〜6点はあるんですね。これからその点数を上げる工夫を一緒に考えていきましょうか」
- 対「よろしくお願いします」（嬉しそうな顔）

3 ベテランが気をつけたい 3 つの罠

①その 1：難しい医療用語を用いる

《失敗例》

- 対「糖尿病ってどんな病気なんですか？」
- 支「糖尿病というのは，血液中のブドウ糖，つまり血糖が増える病気で，放置しておくと失明，透析などの合併症を引き起こします。その原因は…」（医療用語を多用して説明）
- 対「なんだか怖いですね」（意味がよくわかっていない）
- 支「そうですね。血糖値を下げるインスリンというホルモンは…」（続けて難しく説明する）
- 対「インスリンって注射ですか？」
- 支「注射ではなくて，インスリンというのは，膵臓から出るホルモンで…」（再度説明）
- 対「…」（さらにわからなくなっている）

[解説]

　ベテランになるとつい難しい医療用語を使ってしまいがちです。国立国語研究所では医療従事者の話す言葉や，診断書や示されたカルテなどに書かれた医療用語について，患者が理解しやすいように 57 語の言い換え案をまとめています（表 3）。例えば，糖尿病は慢性の炎症性疾患と言われています。体の中で慢性的に炎症が起きているわけです。ところが，この「えんしょう」も一般の人がきけば「となりの家が燃えている「延焼」が思い浮かぶかもしれません。最近，子どもにもわかるニュース解説に人気が集まっていますが，難しい医療用語をわかりやすく説明できる「説明力」が我々支援者に求められているのです。

《成功例》

- 対「糖尿病ってどんな病気ですか？」
- 支「糖尿病を駅に例えると，正常駅，予備軍駅，糖尿病駅，合併症駅になります」（日常的なことに例えて説明する）
- 対「なるほど。私は予備軍駅ですか？」
- 支「そうですね。検査結果を見ると，糖尿病の一歩手前になります」
- 対「そうですか。やっぱり…」
- 支「予備軍駅の頃から，脳梗塞や心筋梗塞になるリスクが高まるそうです。糖尿病にならないために気をつけてほしい 5 つのポイントがあります」
- 対「それは何ですか？　是非，教えてください」（興味津々）

■表3　わかりにくい医療用語57語

類型	用語	類型	用語
類型A（認知率が低い）	1. イレウス 2. エビデンス 3. 寛解 4. 誤嚥 5. 重篤 6. 浸潤 7. 生検 8. せん妄 9. 耐性 10. 予後 11. ADL 12. COPD 13. MRSA	類型B2（もう一歩踏み込んで）	29. 悪性腫瘍 30. うっ血 31. うつ病 32. 黄疸 33. 化学療法 34. 肝硬変 35. 既往歴 36. 抗体 37. 喘息 38. 尊厳死 39. 治験 40. 糖尿病 41. 動脈硬化 42. 熱中症 43. 脳死 44. 副作用 45. ポリープ
類型B1（理解率が低い）	14. インスリン 15. ウイルス 16. 炎症 17. 介護老人保健施設 18. 潰瘍 19. グループホーム 20. 膠原病 21. 腫瘍 22. 腫瘍マーカー 23. 腎不全 24. ステロイド 25. 対症療法 26. 頓服 27. 敗血症 28. メタボリックシンドローム	類型B3（間違えやすい）	46. 合併症 47. ショック 48. 貧血
		類型C（新しい概念）	49. インフォームドコンセント 50. セカンドオピニオン 51. ガイドライン 52. クリニカルパス 53. QOL 54. 緩和ケア 55. プライマリーケア 56. MRI 57. PET

出典：国立国語研究所

②その2：略語を用いる

《失敗例》

対「検査の結果がよくわからないのですが，HとかLとかは何ですか？」
支「Hが高い，Lが低いということです」
対「そうですか。高いのが悪いということですか？」
支「いえ，HDLは低いと悪いということです。この基準値内に入れるようにしてください」
対「このTGって何ですか？」
支「これはトリグリセライドで中性脂肪のことです」
対「中性脂肪？」
支「これが高くなると，血管が詰まるので注意してください」

《ベテランが気をつけたい3つの罠》

解説

　ベテランになればなるほど，DM, BS, TG など短縮語や略語をよく使うようになります。医療従事者なら DM はもちろん「糖尿病」（Diabetes Mellitus）なのですが，一般の人なら「ダイレクトメール」を思い浮かべるかもしれません。膠原病を専門とする医師は「皮膚筋炎」（Dermatomyositis）を DM と略します。医療従事者なら BS は「血糖」（Blood glucose）のことですが，一般の人なら「放送衛星」（Broadcasting Satellite），パソコンが好きな人なら「Back Space」，英語が得意な人なら「BullShit」（でたらめ）などを思い浮かべるかもしれません。医療従事者なら TG はもちろん「Triglyceride」（中性脂肪）ですが，阪神タイガースファンの関西人なら「阪神－巨人戦」のことを指すかもしれません。説明力で差をつけるなら対象者の表情を見ながら，説明をすることが大切です。

《成功例》

- 対「検査の結果がよくわからないのですが，H とか L とかは何ですか？」
- 支「確かにわかりにくいですよね。H は High の略で高い，L が Low の略で低いということになります」
- 対「高いのが悪いということですか？」
- 支「必ずしもそうではないんですよ。低い方が悪いっていうのもあるんです。A さんの結果を具体的にみていきましょうか」
- 対「よろしくお願いします。この TG って何ですか？」（興味を持って聞く）
- 支「これはトリグリセライドの略で，中性脂肪のことです」
- 対「中性脂肪ですか？」（まだわかっていない表情）
- 支「中性脂肪というのは……」（表情をみながら説明を続ける）
- 対「なるほど」

③その3:対象者の話を途中で打ち切る

《失敗例》

対「どうしても夜が遅くなってしまうんです。仕事が遅くなって腹ペコになると,つい食べ過ぎちゃうんですよね」

支「なるほど。わかりました。夜遅い食事が問題ですね。それを解決しましょう。朝ご飯をしっかり食べて,夜の遅い食事は腹八分目にする。それを行動目標としましょう」

対「はい」(それができれば,相談には来ないよ)

[解説]

　ベテランになると,対象者の考え方が少しわかってくるので,対象者の話を途中で遮ってしまう傾向になります。これはなるべく効率的に話を進めようと考えるからです。プライマリケア医40人と肥満の患者さん461名の会話を録音した面白い観察研究があります[2]。診察を受けた患者の69%が医師と平均約3分半,体重について会話をしていました。医師が肥満を重要な問題と感じて話していることがわかります。しかし,減量指導を受けた患者と受けなかった患者の間には3か月後の体重変化には差がありませんでした。ところが,コミュニケーション能力が低い医師に比べ,患者の立場にたってやる気を起こさせる医師の患者さんのほうが指導3か月後の減量効果が約1.6 kgと有意に大きかったそうです。医師のほうが勝手に判断してしまったり,患者さんへの対立的な言い回しをしてもあまり減量効果はないようです。このように相手の立場になって,やる気を起こさせるアプローチが大切なのです。困っていることを説明するだけでなく,支援者として何ができるかがわかるまで対象者に質問を重ねていきましょう。

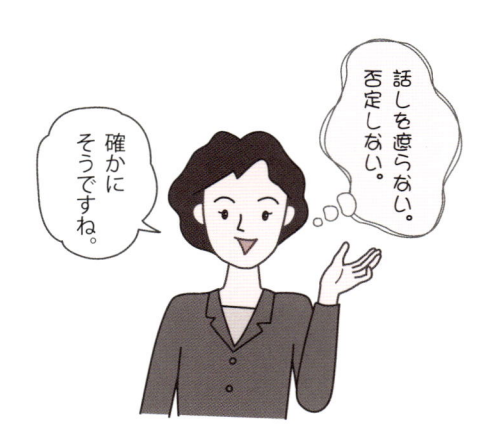

《成功例》

> 対「どうしても夜が遅くなってしまうんです。仕事が遅くなって腹ペコになると，つい食べ過ぎちゃうんです」
> 支「確かに，夜遅くなって空腹になり過ぎると，つい食べすぎちゃいますね」
> 対「そうなんです」
> 支「朝はどうされていますか？」
> 対「ギリギリまで寝ているので，抜くことが多いですね」
> 支「なるほど。朝は抜くことが多くて，昼と夜の間が長いので，昼は炭水化物を多めにとって，夜は頑張って遅くまで仕事をしているので，つい食べ過ぎるわけですね」（対象者の食生活を要約する）
> 対「そうなんです」
> 支「メタボを予防するために，どの部分を変えるとよいと思いますか？」
> 対「やはり，夜遅い食事ですね。早く食べれたらいいですけど，仕事が終わるのが遅いから早く食べるのは無理ですね」
> 支「確かに，そうですね。同じ量を食べても夜遅くに食べると身につきやすいですからね。同じ悩みを持っていて，減量に成功された人がいますので，その方法をご紹介しましょうか？」（相手の言動を否定せず具体的な方法があることを示す）
> 対「是非，よろしくお願いします」（やる気になる）

説明力を磨く意義

　失敗例と成功例をみていかがだったでしょうか？　読者の皆さんはご紹介したようないろいろな罠に引っ掛かっていませんか。対象者は必ずしも教科書どおりの理想的な食生活や生活習慣について聞きたいと思っているわけではありません。自分の検査結果だったら，何をどのくらい気をつければよいかを教えてほしいのです。つまり，逆に言えばどのくらい緩めにしてもよいのかを聞いているわけです。そして対象者が求めている答えを一緒に探すことが大切ということですね。

　本書でこれから学んでいく"説明力"は，対象者の信頼を築いて，納得を生み，行動変容へと結びつけていくための重要なスキルです。的確な質問によって，相手のニーズを引き出し（質問力），そのつど生じる対象者の「？」を丁寧に説明，解説することで（説明力），最終的に対象者の行動変容へつなげていくわけです。このように、質問力と説明力は対のスキルです。より良い保健指導のために両方のスキルアップを目指しましょう。

　　　　　　　　　　　　　　　　　　　　　　　　　　　　（坂根直樹）

《引用文献》

1) Alexander SC, et al : Do the Five A's Work When Physicians Counsel About Weight Loss? Fam Med. 2011 ; 43(3) : 179-84.
2) Pollak KI, et al : Physician communication techniques and weight loss in adults : Project CHAT. Am J Prev Med. 2010 ; 39(4) : 321-8.

第2章 説明力を磨く

● 第2章 説明力を磨く

2-1 メタボの説明法

1 対象者からの質問

● 対象者に「メタボって何ですか？」と質問された時に上手に説明することがなかなかできません。
メタボリックシンドロームの上手な説明の仕方について教えてください。

（栄養士）

2 支援者にありがちな説明

対「メタボって何ですか？」

支「メタボと言うのは男性だと腹囲が 85 cm，女性だと 90 cm 以上で，血糖 110 以上，血圧 130/85 mmHg 以上，中性脂肪が 150 mg/dL 以上あるいは HDL-コレステロールが 40 mg/dL 未満の条件のうち，2 つ以上があるとメタボリックシンドロームと判定されます…」（クドクドと説明）

対「………」（数字ばかりでよくわからないなぁ）

支「このメタボリックシンドロームになると，32 倍も心血管疾患になります」（死の四重奏のエビデンスで説明する）

対「メタボって怖いんですね…。どうやったら痩せますか？」

支「食べるほうのエネルギーを減らして，使うエネルギーを増やせば，自然と体重は減っていきます．具体的には，体脂肪を 1 kg 減らすのに 7500 kcal 減らすとよいわけですから…食事と運動で…」（クドクドと説明）

対「………」（何か難しそう）

解説

➡ メタボという言葉の認知度は高いのですが，「肥満＝メタボ」「腹囲≧85cm（男性），90cm（女性）がメタボ」と勘違いしている人も多いそうです。肥満に高血圧，高血糖，脂質異常が合併したのがメタボであると対象者に理解してもらい，それら心血管危険因子を減らすことが目的であることを認識してもらうとよいでしょう。

3 思わず納得がいく説明

対「メタボって何ですか？」

支「実はメタボ＝肥満だと思われている人が多いかもしれませんが，メタボ＝肥満ではないんです」

対「えっ，そうなんですか」

支「そうなんです。太っているだけでは，メタボじゃないんですよ。太っていて血糖が高い，血圧が高め，中性脂肪が高めと異常になってきたら，メタボなんです」

対「なるほど。太っているイコールメタボだと思っていました」

支「そうではないんです。若い頃と比べて，体脂肪，特に内臓脂肪が増えても血圧が上がらない人もいます。検査の異常値に注目してもらえるとよいと思います」

対「具体的にはどんな人が内臓脂肪が増えやすいのですか？」

支「内臓脂肪が増えやすい習慣が10個あります」

対「それはどんな習慣ですか？」（興味津々）

支「それはですね…」

4 説明に使えるツール・エビデンス

●内臓脂肪が蓄積する10の習慣

1. 満足するまで食べる
2. 甘い飲み物をよく飲む
3. 炭水化物の重ね食いをしている
4. 野菜が不足している
5. 間食をよくする
6. 夕食の時間が遅くて，量が多い
7. お酒をよく飲む，休肝日がない
8. 睡眠不足気味である
9. 運動不足である
10. たばこを吸う

5 まとめポイント

■メタボの人は糖尿病や心筋梗塞・脳卒中になりやすい！

　メタボの人は非メタボの人に比べると，心血管疾患や糖尿病になるリスクが高まることが知られています[1,2]。久山町研究ではメタボでない人と比べると，メタボの人のほうが糖尿病になりやすいことが示されています（女性2.58倍、男性3.69倍）[3]。メタボでも高血糖でもない人と比べると，メタボのみ（2.37倍），空腹時高血糖のみ（3.49倍）よりもメタボで高血糖の人（6.76倍）が最も糖尿病になりやすいそうです。まずは，対象者にメタボについてよく知ってもらうことが大切ですね。

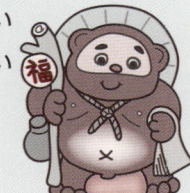

（坂根直樹）

● 第2章 説明力を磨く

2-2 糖尿病の説明法

1 対象者からの質問

●対象者から「糖尿病とは具体的にどういう病気ですか？」と質問された時に，上手に説明することができません。糖尿病のわかりやすい説明の仕方について教えてください。
（保健師）

2 支援者にありがちな説明

対「糖尿病はどうしてなるのですか？」
支「豊かな食生活による食べすぎです①」
対「糖尿病の診断はどうするのですか？」
支「空腹時血糖で 126 mg/dL 以上，ブドウ糖負荷試験で 2 時間値 200 mg/dL 以上，随時血糖 200 mg/dL 以上，HbA1c 6.1%（JDS 値）以上で，糖尿病と診断されます②」
対「血糖が高いと，どうなるのですか？」
支「ドロドロした血液が体中をグルグル回る③ので，全身の血管障害が起きるのです」

解説

→ ①甘いものよりは，ファーストフードのような動物性脂肪の摂りすぎがインスリンを分泌する膵β細胞を障害するというほうが理解しやすいでしょう。
②では，最初から，数字だけをポンポン並べても頭に残りません。アメリカではすでに，より早期に見つけるため，100 以上，そして 2 の 200* と覚えやすいように数字にリズムをつけて伝えています。また，③のような表現は，「サラサラ血」と同じく，マスコミや一般的には「受け」がいいのですが医学用語としては適切ではありません。

＊空腹時血糖 100 mg/dL 以上，ブドウ糖負荷試験で 2 時間値 200 mg/dL 以上

3 思わず納得がいく説明

対「糖尿病とは何なのですか？」
支「血糖が高いことが第一条件です。したがって糖尿病というより，糖血病としたほうがよいのです」
対「えっ？　名前が違っているということですか？」
支「尿に糖が出る状態は，薬の作用や遺伝的に尿に糖が出やすい体質もあり，間違って糖尿病として治療されると大事故になる可能性もあります。糖尿病の本態は，膵β細胞機能不全によるインスリンの分泌不足が不可欠なので，これを満たさなければ意味がありません」
対「血糖（ブドウ糖）が高いのなら，ブドウを食べなければよいのでは？」
支「動物にとって，血液中に最も安全に存在し利用できるのがブドウ糖で，ブドウに限らず糖質を食べると消化管の中で全てブドウ糖に切り替えられているのです」（血中のブドウ糖を果物であるブドウの糖分だと勘違いしている方は多い）
対「2型糖尿病は遺伝するんですか？」
支「膵β細胞の働きは，生まれてすぐ落ちるのではなく，成長期を過ぎ社会人になって急に脱毛する"薄毛の遺伝"と同様に，ある程度成長期を過ぎて，様々な生活習慣の影響の結果，落ちてきます。髪の毛であれば，適度にシャンプーし毛根を清潔に保ったり，昆布など食生活に工夫をしながら予防することができますが，同様に食べすぎを控えたり，ジュースやお菓子などの単純糖質摂取をやめたりしてβ細胞からのインスリン分泌する働きが衰えないように努力すれば，糖尿病の進行を少しでも食い止めることが可能なのです」

4 説明に使えるツール・エビデンス

- 食べすぎが血糖上昇を来たす。また，肝臓からは常に一定のレベルで血糖成分を作り続ける機序が存在するので絶食しても血糖は下がらない。
- 血糖を消化するホルモンのインスリン分泌不足の程度により，糖尿病の重症度が決まる。
- 図のように血糖上昇とは別に，尿糖が出る仕組みが病態に応じて蛇口の高低が決まる。

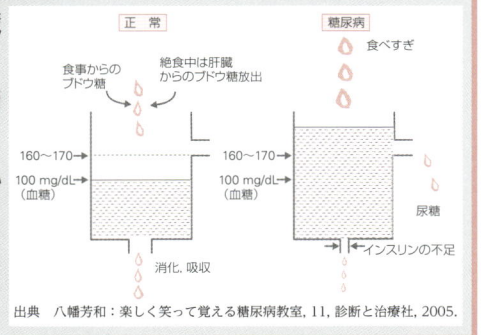

出典　八幡芳和：楽しく笑って覚える糖尿病教室, 11, 診断と治療社, 2005.

5 まとめポイント

■糖尿病は典型的な生活習慣関連病

　糖尿病とは膵β細胞機能不全であり，そこには遺伝と食生活2つの因子が主体となります。欧米化されている現在の食事を含めた生活環境の変化から，徐々に進行するものであり，遺伝性を表面化させないようにするためにも予防医学としての介入が，いかに大切かを理解しましょう。　　　　　　　　　　（八幡芳和）

● 第2章 説明力を磨く

2-3 HbA1cの説明法

1 対象者からの質問

● 「血糖値はよかったのに，血糖のコントロールが悪いと言われたのはなぜだろう？ HbA1cって何？ 血糖値と違うの？」と，血糖値とHbA1cが混同されてしまって説明が難しいことがあります。HbA1cと血糖値の違いについて説明するよい方法を教えてください。　　　　　　　　　　　　　　　　　　　（保健師）

2 支援者にありがちな説明

対「今日は病院で検査があるから昨日からご飯を減らして頑張ってきたのに，先生から血糖のデータが悪くなっていると言われたよ。頑張ったのにショックだなぁ」

支「その時の血糖値がよくても，HbA1cが高かったのではないですか？ HbA1cは1〜2か月の血糖値の平均値を表します。血糖値が高い状態が続くと赤血球に含まれるヘモグロビンにブドウ糖が結合し，さらに高血糖が続くと離れにくくなります。これがHbA1cです。エーワンシー（A1c）の目標値（JDS値）は4.3〜5.8％で「優」です。8.0％以上では「不可」ですよ。糖尿病のコントロールでは重要視される指標ですよ」（クドクドと説明）

対「そうなんだ。知らなかったよ…」（HbA1cとA1cは一緒のもの？ 単位も血糖値とは違うし，なんだか難しい）

支「だから検査の2,3日前だけ食事を調整してもダメです。不摂生がばれてしまいますよ？ HbA1cが安定していると合併症の発症が低下するといわれます。食事と運動を頑張りましょう」（不摂生と決めつけ，患者なりの頑張りに目を向けられない。HbA1cは食事・運動療法のみに左右されるわけではない）

対「そうなんだ…」（別に気にしていなかったわけじゃ…）

解　説

➡HbA1cに関する知識を伝えることだけに力点をおかず，血糖値を気にしている思いも認めて，共感を示します。また，名称を略したりせず，平均値だけでなく個人の状態に合わせた目標値を医師と設定する必要があります。HbA1cは食事・運動療法に限らず，薬物の変更や生活の変化にも影響されること，こだわりすぎないこと等も説明します。評価するためだけでなく，治療の手掛かりになることを伝えましょう。

《HbA1cの説明法》

3 思わず納得がいく説明

対「今日は病院で検査があるから昨日からご飯を減らして頑張ってきたのに，先生から血糖値のデータが悪くなっていると言われたよ」
支「血糖値，気になりますよね。もうひとつ先生が指標にしていたHbA1cという値を聞いたことはありますか①？」
対「聞いたことはあるかも。詳しくは知らないな」
支「HbA1cは，血液中の赤血球に含まれるヘモグロビンというものに，体にうまく取り込まれずに血液中にあふれた糖が磁石のようにくっついたものです②。血糖値は測定した時点だけですが，HbA1cは最近の血糖値の平均を表します（媒体で説明②）」

《効果的な説明ポイント》
→ ①本人の認識等個別性に応じて，どの程度まで専門的に説明するか判断します。
　②わかりやすく想像できるように，例え話を取り入れたり，視覚的な媒体で感覚に訴えることも有用でしょう。

4 説明に使えるツール・エビデンス

●**媒体（カゴシアター「ヘモグロビンA1cくん」）を用いる**
　視覚に訴えるには，右の写真のような磁石を利用した媒体を用いて説明することも有用です。
①磁石をつけたヘモグロビン（赤），糖（黄），注射器の模型を準備する。ヘモグロビンと糖が磁石で引き合うことによって結合する様子を説明する（写真①）。
②受診前の絶食時，単独の糖は少なく，すでに糖と結合したヘモグロビンが多い状態となる。
③そして注射器で採血すると，糖の数は少なくてもHbA1cが多いことがわかる（写真②）。こうして，受診前に絶食して血糖値が低くてもHbA1cが高いことから1～2か月間の血糖コントロールが不良であることがわかると説明することができる。
●**体温に置き換える**[4]
　HbA1cの数値に30を足して体温に例えます。

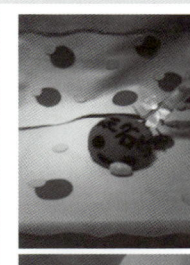

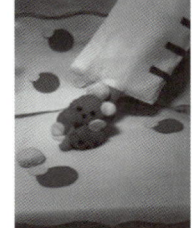

写真①
写真②
写真①の大きなヘモグロビンの媒体はくるくる回って動きます。

5 まとめポイント

■血糖値とHbA1cの違いを本人の理解度に合わせて説明し，どちらも併用することでコントロールの指標や傾向を知ることが重要であることを伝えます。
■HbA1cは日々測定することはないので馴染みがなく，HbA1cと血糖値を混同してしまう対象者もいます。また，想像しにくいものであることから，視覚的に実感しやすくする等わかりやすく説明する必要があるのです。　　　　（畠　暁美）

● 第 2 章 説明力を磨く

2-4 中性脂肪の説明法

1 対象者からの質問

● 「中性脂肪が高いとどんな影響がありますか？　どうしたら改善しますか？」という質問をされた時に，上手に説明できません。納得してもらうにはどうしたらよいでしょうか？　　　　　　　　　　　　　　　　　　　　　　（保健師）

2 支援者にありがちな説明

対「血液検査で中性脂肪が高いといわれました」

支「中性脂肪は，食事中の脂肪といわれる脂質の大部分を占めていて，腸管を経て，血中に流入して脂肪酸を肝臓や筋肉に運ぶ役目をしています。脂肪組織にも蓄えられます。肝臓から血中に分泌される中性脂肪に富むリポ蛋白は，リパーゼのような酵素で脂肪酸に分解されていきます。こうした血中の経路において中性脂肪が多くみられる状態なのだと思います」（中性脂肪の心血管系への影響を話していない）

対「脂肪肝といわれたことがありますし，肥満体なのと関係しているのでしょうか…それで，どうしたら改善しますか？」

支「肥満や耐糖能障害のある人は，食べ過ぎや運動不足が原因のことが多く，脂肪組織も多かったり，インスリンがリパーゼの働きに影響したりして中性脂肪が高くなりがちです。減量が効果的といわれています」（ダラダラと一般論を説明している）

解　説

➡ コレステロールに比べて，中性脂肪の心血管系への影響は知られているとはいえません。まず，冠動脈疾患の発症率を高める可能性があることを説明します。また，原因自体が原発性なのか続発性（肥満症や糖尿病を基礎に発生する病態）なのかがわかりにくい例も少なくありません。これを推定するには生活習慣を評価する面談に時間を割くべきです。

3 思わず納得がいく説明

対「血液検査で中性脂肪が高いといわれました」
支「中性脂肪が高いとどういう影響があると思われますか？」
対「症状はないのであまりピンときません」

支「実は，冠動脈疾患の原因になることがいわれています。血管を痙攣させたり血液を粘らせたりする可能性もいわれています。また，善玉といわれる HDL が少なくなることも珍しくありません。HDL コレステロールの値はどうでしたか？ さらに，何日も血中に留まって，血管にダメージを与える超悪玉といわれる**小型 LDL**（参考資料 156 頁参照）の発生にも関係しているといわれています。心血管系への影響とは別に，膵炎を起こす人もいるといいます」

対「何か気になってきました…それで，どうしたら改善しますか？」

支「中性脂肪を高めてしまう 10 のキーワードがあります。①肥満がある，②過食がある，③間食が多い，④夜の食事が遅い，⑤脂肪を好んで食べる，⑥炭水化物を好んで食べる，⑦果物をよく食べる，⑧魚嫌いである，⑨お酒をよく飲む，⑩運動不足である，こうした生活習慣が中性脂肪を高めますが，逆に，これらを改善することで中性脂肪値が低くなることはよくあるのですよ」

対「いくつか当てはまりそうな原因があるように感じてきました」

4 説明に使えるツール・エビデンス

●中性脂肪値の改善

総エネルギー摂取量の制限やそのための脂肪摂取の適正化が基本としていわれています。炭水化物摂取（総摂取エネルギーの 50％以下）や単糖類（グルコース，フルクトース）の制限，アルコール制限（禁酒〜 25 g／日以下），禁煙，運動（例：30 分／日以上，180 分／週以上）などが有効です[5]。これらについて，実行可能かどうかを確認していきましょう。

5 まとめポイント

■高中性脂肪血症対策の促進を！

最近の研究で，高中性脂肪血症を持つ人では，冠動脈疾患の発症が高まることも示されるようになってきました（図）。高中性脂肪血症は低 HDL コレステロール血症と関係（逆相関）します。最近では，インスリン抵抗性，あるいはレムナントリポ蛋白や小型 LDL の増加を反映していることも知られるようになってきました。いずれも冠動脈疾患を惹起する要因であり，高中性脂肪血症対策の重要性を示唆します。中性脂肪について理解を促し，的確な対策を見出すように説明したいものです。

図 冠動脈疾患の発症と中性脂肪（随時）との関連

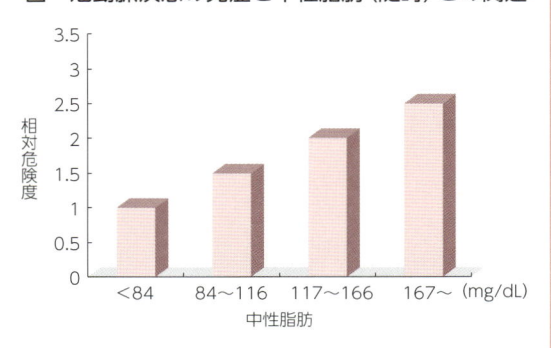

(Iso H, et al : Am J Epidemiol 153, 2001)

（小谷和彦）

2-5 コレステロールの説明法

1 対象者からの質問

● 「コレステロールって何ですか？ 脂質異常症はどんな人がなりやすいのですか？」などと聞かれて，自分ではわかりやすく説明しているつもりですが，対象者の心に響かないようです。どうしたらよいでしょうか。　　　　　（保健師）

2 支援者にありがちな説明

対「コレステロールって，何ですか？」

支「コレステロールは，血中の脂質のことをいいます。血中脂質には何種類かあって，HDL-コレステロール，LDL-コレステロール，中性脂肪などがあります。HDL-コレステロールが 40 mg/dL 未満，LDL-コレステロールが 140 mg/dL 以上，中性脂肪が 150 mg/dL 以上になると，脂質異常症と診断されます。脂質異常症の中でも高 LDL コレステロール血症になると，動脈硬化性疾患の発症リスクが高まるんです」（ダラダラと長い説明）

対「はぁ…，それはどういう人がなりやすいんですか？」

支「そうですね，肥満，運動不足，喫煙，糖尿病，動物性脂肪の多い食事………」（項目だけを説明）

対「はぁ………」（そんなにたくさん一度にいわれても…）

解説

➡ 説明がコレステロールの種類だけでは，コレステロールが体の中でどのような働きをしているのかよくわかりません。また，診断基準の説明も必要ですが，ただ数字だけでは対象者が自分のこととして捉えられません。対象者の血液データと比較するといいでしょう。そして，脂質異常症になりやすい条件を羅列するのではなく，対象者自身に当てはまることを知ってもらえるように説明するといいでしょう。

3 思わず納得がいく説明

対「コレステロールって，何ですか？」
支「コレステロールは血液中にある脂肪のことです。よくHDLは善玉，LDLは悪玉といいますが，聞いたことはありますか①？」
対「はい。聞いたことがあります」
支「悪玉は，肝臓から全身へコレステロールを運び，善玉は余分なコレステロールを回収して肝臓に戻します。悪玉だから悪いわけではなくて，コレステロールは人間の細胞膜やホルモンなどを作る大切は材料なんです。ただ，善玉と悪玉のバランスが崩れると脂質異常症といわれ動脈硬化症になりやすくなるんです②。そうすると脳梗塞や心筋梗塞などを起こす可能性が高くなるんです」
対「それはどういう人がなりやすいのですか？」
支「脂質異常症になりやすいかを見るチェックリストがあります。やってみますか？」
対「はい！やってみたいです」

《効果的な説明ポイント》

➡ ①善玉，悪玉など対象者が聞いたことのある言葉や医療用語を使用しないことで理解しやすく説明できます。
②脂質異常症はコレステロールのバランスが崩れて起こることをわかりやすい言葉で説明しましょう。また脂質異常症が動脈硬化性疾患と関連することを知る機会とし，日常生活の改善につなげていけるように説明しましょう。

4 説明に使えるツール・エビデンス

●**あなたは脂質異常症になりやすいか－チェックリスト－**[6]
　心当たりのある項目が多いほど危険が高いということになります。
☐ 家族に脂質異常症や動脈硬化の人がいる。　☐ 高血圧または境界型血圧である。
☐ お酒をよく飲む。　☐ 痛風である。　☐ 女性で，閉経している。
☐ 肥満傾向である。　☐ 日常的にあまり歩かない。　☐ 肉や脂っこい食べ物が好き。
☐ 糖尿病である。あるいは血糖値が高めだといわれた。
☐ 甘いものや乳脂肪製品（生クリームや洋菓子），果物が好き。

5 まとめポイント

●コレステロールは悪いものというイメージがありますが，人間の体にとってなくてはならないものです。しかし，コレステロールのバランスが崩れると脂質異常症が発症し，動脈硬化性疾患を発症するリスクが高くなります。対象者が自分の生活を振り返る機会になるよう伝えることが大切です。

（菊地友紀）

2-6 HDLの説明法

1 対象者からの質問

● 「私はHDL-コレステロールの値が低いのですが,そもそもHDLって何ですか？」と質問をされました。この質問に対する上手な説明の仕方を教えてください。

（保健師）

2 支援者にありがちな説明

対 「HDL-コレステロールの値が低いと指摘されたのですが,そもそもHDLって何ですか？」

支 「HDLはHigh-density lipoproteinの略語で,比重の高い高密度なリポ蛋白質のことを指しますよ」（専門用語で説明をすると,取っ付き難い印象を与えます）

対 「難しい言葉ですね…」（どんな働きをしているのかを訊ねたんだけどなぁ）

支 「よくHDLのことを善玉,LDLのことを悪玉と呼んでいますが,聞いたことありませんか？」

対 「聞いたことあります」

支 「悪玉が多いと,心筋梗塞や狭心症といった心血管疾患の発症のリスクが高くなります。逆に,善玉が少ない,具体的にはHDL-コレステロール値が40 mg/dL未満ですと,同じく発症のリスクが高まります」

対 「じゃあ私はもともと善玉のHDLが少ないから,悪玉を体からなくしてしまえばいいんですね」（まぁとにかく悪い方を減らせばいいってわけか！）

支 「うーん,そういうわけでもないのですが…」

解説

➡ HDLやLDLは,検査値だけでは両者の区別がつかない上に「数値が高い＝リスクが高い」ことからLDLに意識が傾きます。ここでは,HDL-コレステロール値が低い状態をHDLとLDLの働きと併せて説明し,HDL-コレステロール値が低くても生活習慣の改善で増やすことができる点を伝えましょう。

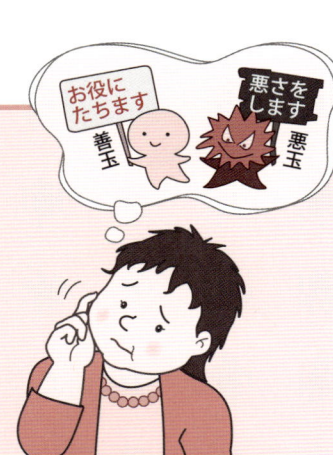

3 思わず納得がいく説明

> 対 「HDL-コレステロールの値が低いと指摘されたのですが，そもそもHDLって何ですか？」
>
> 支 「難しい単語ですね。わかりやすく説明すると，血液中にコレステロールがたくさん残っていると，血管にたまって動脈硬化になりやすいのですね。HDLは，体で余ったコレステロールを回収して肝臓へ運んでくれるんです。だから，HDLのことを善玉，その善玉が回収したコレステロールをHDL-コレステロールといいますよ①」
>
> 対 「なるほど。よく"善玉・悪玉"って聞きます」
>
> 支 「そうです。善玉とは逆に，血液に乗って体中へコレステロールを配っているのがLDL，悪玉です。コレステロールの配達と回収に"善玉・悪玉"が働いているわけです①」
>
> 対 「私はHDLの値が低いからコレステロールの回収も少ないんでしょうね…」
>
> 支 「40 mg/dLよりも低いと注意が必要ですね。HDL-コレステロール値を高くする習慣がありますよ，一緒にチェックしてみましょうか②」
>
> 対 「チェックしてみたいです！」

《効果的な説明ポイント》

➡ ① 「HDL-コレステロール値が低い＝善玉が回収したコレステロールが少ない，つまり体にコレステロールが余ってしまう」と気づいてもらえるよう，"LDL・HDL"を"配達・回収"といった身近な動きに例えてみましょう。
② HDL-コレステロール値は生活習慣の修正で改善を試みることができます。一緒に生活習慣を振り返れるような声かけをしてみましょう。

4 説明に使えるツール・エビデンス

● HDL-コレステロール値を高くする生活習慣

①減量する
②禁煙する
③有酸素運動を行う（週当たりの運動時間が少ない場合は，歩数を増やす）
④適正な炭水化物量を摂取する

注意：アルコール摂取はHDL-C値を上昇させますが，HDL自身の質を悪くする可能性があります。最近はHDLの中でも悪玉があるといわれています。飲酒は勧められません。

5 まとめポイント

■ HDL-コレステロール値（HDL-C）は上昇させることができます！

　生活習慣の改善からHDL-C値の上昇が期待できます。HDL-C値は，体重1 kgの減少で0.35 mg/dLの上昇[7]，禁煙によって平均3.8 mg/dLの上昇[8]，有酸素運動の取り入れで5～10％の上昇を伴う大型HDL2の増加[9]，炭水化物を減らす減量で平均4.6 mg/dLの上昇[10]が報告されています。HDL-C値の低い対象者には，取り組める生活習慣からの改善を勧めましょう。　（津崎こころ）

2-7 尿酸の説明法

1 対象者からの質問

● 「尿酸値が高いといわれたのですが，尿酸値が高いと体に悪いのでしょうか？」と，対象者から質問をされました。尿酸（高尿酸血症）についてどのように伝えるとよいでしょうか。　　　　　　　　　　　　　　　　　　　　　　　　　（保健師）

2 支援者にありがちな説明

対「尿酸値が 8.1 mg/dL と高いですねといわれたのですが，尿酸って何ですか？」

支「尿酸はプリン体の最終代謝産物です。そのためプリン体の過剰摂取により尿酸値は上がります」

対「はぁ…」（プリン体？　代謝産物？）

支「尿酸値が 7.0 mg/dL を超えているとダメなんですよ」（何がダメかわからない）

対「尿酸値が高いとどうなるのですか？」

支「痛風関節炎，痛風結節や痛風腎の発症リスクを高めます。また尿酸値が高い患者ではメタボリックシンドローム，高血圧，糖尿病，脂質異常症などの生活習慣病との合併が多くみられます」

対「尿酸値はどうすると下がるのですか？」

支「プリン体，飲酒などの制限による食事療法や運動療法を行い生活習慣の改善が大事です」

対「………」（難しいなぁ）

解　説

→ 高尿酸血症は戦後の生活習慣の変化に伴い，環境要因が悪化し，急速に増加しています。尿酸を増加させる主たる原因はカロリーの過剰摂取，プリン体の過剰摂取，アルコール過剰摂取，蔗糖，果糖等の過剰摂取です。このような食生活を送っていると，動脈硬化疾患と関連したメタボリックシンドローム，高血圧，糖尿病，高脂血症を合併していることが多くなります。そのため生活習慣の改善は高尿酸血症にとって非常に重要となっています。

3 思わず納得がいく説明

- 対「尿酸値が 8.1 mg/dL と高いですねといわれたのですが，尿酸って何ですか？」
- 支「食事に含まれるプリン体という物質が，体の中で分解されたものです。プリン体は肉や魚等に多く含まれているため，それらの摂取が多い現代の食事では尿酸値が高くなります」
- 対「えっ，そうなんですか」
- 支「こうした食事をしているとメタボリックシンドローム，高血圧，糖尿病，脂質異常症などの生活習慣病との合併も多くみられます」
- 対「尿酸値はいくらからが高いのですか？」
- 支「尿酸値が 7.0 mg/dL より高いものを高尿酸血症といっています」
- 対「それでは 8.1 mg/dL とはかなり高いですね…。大丈夫ですか？」
- 支「尿酸値が 8.1 mg/dL 以上と高くなると痛風が起こりやすく，また腎臓にも悪影響を及ぼします。そのため 8.0 mg/dL 以上では生活習慣の改善が必要になります」
- 対「それでは私は生活習慣の改善が必要なんですね？」
- 支「そのとおりです。目標は 6.0 mg/dL 以下を維持することになります」

4 説明に使えるツール・エビデンス

● 6・7・8 ルール

8 について：8.0 mg/dL を超える状態で腎障害，尿路結石，虚血性心疾患，メタボリックシンドローム，高血圧，糖尿病等を合併している場合は生活習慣の改善とともに薬物治療が必要です。

7 について：尿酸値が 7.0 mg/dL を超えると，尿酸が血液中に溶けきれなくなり，関節などに沈着して炎症を起こし，痛風の症状となります。そのため尿酸値が 7.0 mg/dL より高いものを高尿酸血症といいます。

6 について：血清尿酸値を 6.0 mg/dL 以下にすることにより，沈着した尿酸塩が溶け出し，痛風を治癒させることができますので，高尿酸血症の治療の目標値は 6.0 mg/dL 以下にします。

5 まとめポイント

■ 高尿酸血症は生活習慣病と密接に絡んでいます

肉・魚料理，清涼飲料水やアルコールの摂取等の食事により尿酸値が上がります。これらの現代食（生活習慣の変化）により，高尿酸血症の人が急速に増え，900 万人に達し，痛風患者は 90 万人に達していると推定されています。この生活習慣の変化が高尿酸血症の原因になるばかりでなく，生活習慣病の要因にもなっています。

（藏城雅文・山本徹也）

2-8 血圧の説明法

1 対象者からの質問

● 対象者に「家で血圧を測ると低いのに，健診で測るといつも高くなります。家の血圧は低いから心配ないですね？」といわれた時に，うまく答えられません。上手な説明の仕方について教えてください。　　　　　　　　　　（保健師）

2 支援者にありがちな説明

対「ここ（健診）で測るといつも血圧が高いです。家ではいつも低いのに，おかしいですね。急いできたから血圧が上がったのでしょうか？」

支「そうですか。では，楽にして深呼吸してください。もう一度測ってみましょう。—血圧測定— 少し，血圧が下がりましたね」（10 mmHg ほど下がったが，Ⅰ度高血圧値に変わりはなし）

対「そうでしょ。もう少し休んだら血圧が正常値に下がるはずです。家では低いから心配ないですね」（下がったことで安心してしまう）

支「これから血圧を測る時は，5分程安静にしてから測るようにしましょう。ただし，血圧は常に変動していますので…」（後から詳しく説明）

解説

→ 血圧が高いことを認めたがらない人が多くいますが，低い値を自分の本当の血圧だと安心させてしまうのは危険です。1回の測定で一喜一憂せず，家庭血圧の正しい測り方や記録方法を伝え，まず自分の血圧のパターンを知ることが大切であること，またその記録が診断や治療に役立つことを理解してもらうとよいでしょう。

3 思わず納得がいく説明

対「ここ（健診）で測るといつも血圧が高いです。家ではいつも低いのに，おかしいですね。急いできたから血圧が上がったのでしょうか？」

支「そうですね。血圧は運動や食事・気温などさまざまな条件で左右されます。1日のうち常に変動していますので，1回の測定では，本当の血圧値を判断することができません。今測った高い値も，あなたご自身の血圧ということですね①」

対「そうですか。もう少し休んだら血圧が正常値に下がるはずやけど」
支「家では血圧が低いのですね。何時頃に測られていますか？」
対「だいたい3時頃です」
支「血圧を測るのはとてもよい習慣ですね（褒める）。血圧のパターンは人によって違い、早朝に高いタイプの人もいます。家庭血圧はとても大切なので、一度、朝と夜に測られることをお勧めします」
対「へえ〜。朝に高い人がいるのですか（と驚かれる）。変動があるんですね……②」

《効果的な説明ポイント》
➡ ① 血圧が高い時も自分の血圧であることを理解してもらうことが大切です。
② 「対象者から気づきが生まれる！」と家庭血圧測定の動機を高めます。

4 説明に使えるツール・エビデンス

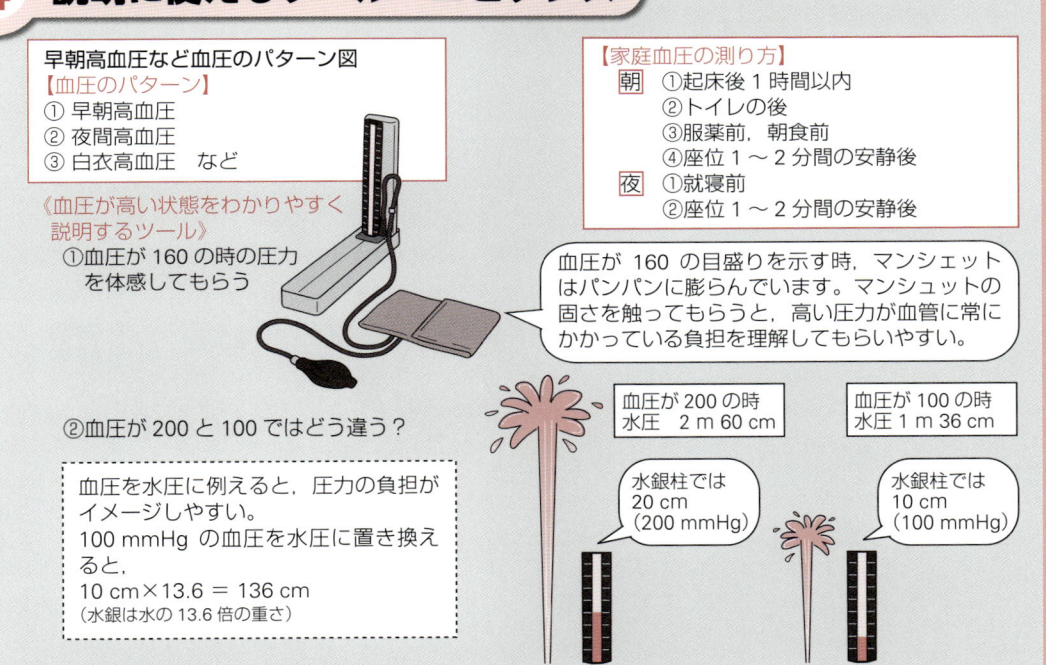

早朝高血圧など血圧のパターン図
【血圧のパターン】
① 早朝高血圧
② 夜間高血圧
③ 白衣高血圧　など

【家庭血圧の測り方】
朝 ①起床後1時間以内
　　②トイレの後
　　③服薬前、朝食前
　　④座位1〜2分間の安静後
夜 ①就寝前
　　②座位1〜2分間の安静後

《血圧が高い状態をわかりやすく説明するツール》
①血圧が160の時の圧力を体感してもらう

血圧が160の目盛りを示す時、マンシェットはパンパンに膨らんでいます。マンシュットの固さを触ってもらうと、高い圧力が血管に常にかかっている負担を理解してもらいやすい。

②血圧が200と100ではどう違う？

血圧を水圧に例えると、圧力の負担がイメージしやすい。
100 mmHg の血圧を水圧に置き換えると、
10 cm×13.6 = 136 cm
（水銀は水の13.6倍の重さ）

血圧が200の時　水圧 2 m 60 cm
血圧が100の時　水圧 1 m 36 cm
水銀柱では 20 cm（200 mmHg）
水銀柱では 10 cm（100 mmHg）

5 まとめポイント

■家庭血圧測定で、脳卒中・心筋梗塞予防！

血圧を 10 mmHg 下げると心筋梗塞の発症が 21% 減、脳卒中の発症は 44% 減。（2型糖尿病を対象としたイギリスの UKPDS 研究）

家庭血圧測定の大切さを伝えるとともに、血圧を下げる5つの生活習慣（①減塩　②野菜・果物摂取　③減量　④適正飲酒　⑤運動）を提案し、実践目標を立てるとよいでしょう。

（二木佳子）

2-9 動脈硬化の説明法

1 対象者からの質問

●対象者から「動脈硬化は年齢とともに誰にでも起こってきますよね。どのようなものですか？」と質問されましたが，どのように説明したらよいでしょう。

（保健師）

2 支援者にありがちな説明

対「動脈硬化は年齢とともに誰にでも起こってきますよね。どのようなものですか？」
支「動脈硬化は，血管の内側の壁が厚くなることから起こります」
対「どんなふうに？」
支「過食を続けると，血管膜が異常を起こし，余分な LDL-コレステロールが血管内膜に取り込まれます。そして酸化 LDL となり，内膜に貯まっていきます。これが動脈硬化です」
対「？？…（よく解らないけど）貯まるとどうなるのですか？」
支「血管が破裂することがあります。破裂した場所に血栓ができ，血管を詰まらせます。よく知られているのは脳梗塞や心筋梗塞などです。血管を守ることが自分の命を守ることになるのですよ。だから，気をつけないといけません」
対「……」（なんだか怖い）

> **解説**
> ➡ 対象者に理解してもらえるように細かく説明しようとしていますが，専門用語を使ってしまい，余計に難しくなっています。日常用語を使い，説明することが大切です。また，怖がらせるだけでは対象者の心に届きません。血管を守るためのアドバイスも必要でしょう。

3 思わず納得がいく説明

対「動脈硬化は年齢とともに誰にでも起こってきますよね。どのようなものですか？」
支「一般的に動脈硬化は単に血管が固くなっていくものだと思われがちですが，実はそうではないのです①。血管の内側が厚く膨らみ，血管の弾力性が失われていくことを意味しています。若い年代からでも起こります。これには，食生活が大きく関係していますよ」

対 「え～！そうなのですか！？」

支 「炭水化物の摂りすぎや，脂っこい食事などの過食が続くと，栄養が吸収され，血管内の血液には糖やコレステロールがたくさん流れるようになりますよね。例えば糖やコレステロールが小石だとします。血管内に小石がゴロゴロと流れていくとどうなるでしょう？②」

対 「血管は柔らかいものだから…，傷みますね…」

支 「そうですね。小石がたくさん流れると血管は傷つきますね。その血管の傷口から小石（特に悪玉コレステロール）が，血管の内側に入り込んでいくのです。それにより血管が膨らんでいく，これが動脈硬化です。② 動脈硬化は症状がなく進行し，破裂すると血管の中で血の塊ができ，詰まらせることもあります。心筋梗塞，脳梗塞です」

対 「食べ過ぎで，そのようなことにもなるのですか…。どうしたらいいかな」

支 「食べ過ぎ以外にも原因はありますが，生活習慣を改善することで動脈硬化を防ぐことができるのですよ」

《効果的な説明ポイント》

➡ ① 一般的に勘違いされやすい点であり，修正しながら伝えると，対象者に興味を持たせながら説明できると思います。
② 糖やコレステロールを可視化できる小石にたとえることで，イメージがつきやすく，理解できやすくなります。

4 説明に使えるツール・エビデンス

●動脈硬化の説明媒体：コレステ硬化 show 血管モデル

　動脈硬化の説明は媒体を使うことで，対象者の年齢に関係なくわかりやすく伝えられます。特に血管内から血栓が出てくる様子はインパクトがあり，記憶に残りやすいです。

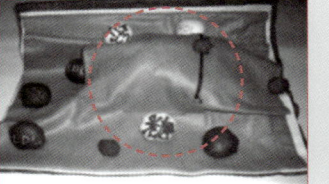

①動脈硬化のない正常な血管の内部の様子

②コレステロールが血管に入り込み，血管の壁が膨れてきている

③血管が破裂すると，そこに血栓ができる

糖やコレステロールを表現している

このふくらみが動脈硬化

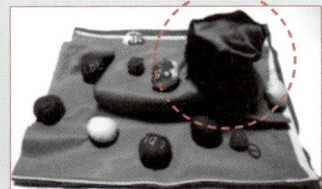

この血栓が血管を詰まらせる原因になる

5 まとめポイント

■動脈硬化は私たちの命と密接な関係がある病気です

　日本人の死因第2位は心疾患，3位は脳血管疾患で，その原因は，動脈硬化症。いま流行りの盛りすぎる食事は，高脂質・高カロリーになりやすく，動脈硬化を助長させる可能性があり，要注意。料理は目で楽しみ，気持ちは腹八分目を心がけましょう。

（常峰秀美）

2-10 脂肪肝の説明法

1 対象者からの質問

● 対象者から「先生に脂肪肝って言われたけど，脂肪肝って何ですか？」と質問された時に上手に説明することができません。脂肪肝をどうやって説明するか教えてください。
（保健師）

2 支援者にありがちな説明

対「先生に脂肪肝って言われたけど，脂肪肝って何ですか？」

支「脂肪肝っていうのは肝細胞の中に中性脂肪が5%以上増加した状態をいいます。食生活の欧米化により増えてきました。脂肪肝は特別な症状はありませんが，進行してくると疲れやすい・体がだるい・食欲がないなどの症状が出てきます…」

対「脂っこい物の摂りすぎですか？」

支「脂肪肝の原因は肥満やアルコールの摂りすぎ，糖尿病等があります。脂肪だけでなく糖質の摂りすぎなども原因です。脂肪肝の人は内臓脂肪が増えていることが多く，放置しておくと動脈硬化などを引き起こし脳梗塞や心筋梗塞などの重大な病気になることが考えられます。さらに，アルコールが原因でない脂肪肝でも炎症や肝硬変などが起こることがあります」（相手の反応を見ないで話し続ける）

対「……」（えっと…肝硬変って？　脂肪肝の話じゃないの？）

支「ですから，そうならないためにも減量が必要です。そのために食べ過ぎないでバランスの良い食事を摂るようにしましょう。また，アルコールを控えることが必要です。そして…」（長々と指導は続く）

対「食事療法，運動療法…」（運動する時間もないし，そんなにたくさんいわれても…）

解説

➡ 脂肪肝はどのような状態かをイメージしてもらいます。脂肪肝が進むと内臓脂肪が増え，動脈硬化や糖尿病などの生活習慣病の発症につながります。そこで，脂肪肝の原因や，予防するためにはどうしたらいいか一緒に考えていくことが必要です。また，体重を落とすことで肝臓に蓄積された脂肪が減少することを知ってもらいます。

3 思わず納得がいく説明

対「先生に脂肪肝って言われたけど,脂肪肝って何ですか？」

支「脂肪肝は肝臓の細胞に脂肪が多く溜まっている状態のことをいいます。高級食材のフォアグラも実は脂肪肝ですよ。ガチョウに大量のえさを与え続けて,運動できない状態にしておくと肝臓が太ってフォアグラができるそうです」

対「フォアグラ？ じゃあ,食べすぎと運動不足かな？」

支「そうです。食べ過ぎや運動不足が続くと太ってきます。太ったことで肝臓に脂肪が溜まりやすくなります。肝臓に脂肪が溜まると,今度は新しくできた脂肪を溜められないので内臓や血液の中にも溜まってきます」

対「お酒は関係ありますか？」

支「あります。脂肪肝の原因は肥満とお酒が多いといわれています。脂っこい食生活もそうですがご飯等の炭水化物やお菓子など糖質を多く摂ることも脂肪が溜まる原因になります」

対「じゃあ,脂っこい物だけ控えるだけじゃダメだね」（これは何とかしないといけないな）

4 説明に使えるツール・エビデンス

●脂肪肝の状態を知ってもらう肝臓の模型：「肝臓兄弟」

模型（写真）を使って肝臓の機能を説明し,脂肪肝だと普通の肝臓とどう違うのかを知ってもらいます。そして脂肪肝になる原因を一緒に考えていきます。ここで,体重を落とすことでの効果も一緒に説明します。

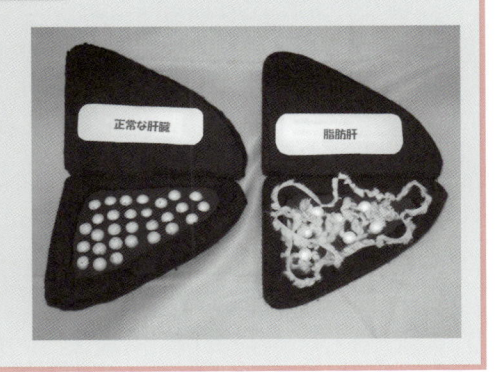

5 まとめポイント

■脂肪肝は人間フォアグラ！

　フォアグラは食べすぎと運動不足でできた太った肝臓です。肥満になるような生活では体だけでなく肝臓も脂肪で太ります。そして,そのまま放置すると脂肪は肝臓だけにとどまらず血液中や内臓にも蓄積され,動脈硬化や糖尿病などを合併することが多くなりメタボリックシンドロームの原因にもなります。体重を落とせるように生活を一緒に振り返ることが必要です。

(阿部尚子)

● 第2章 説明力を磨く

2-11 腎機能の説明法

1 対象者からの質問

● 健康診断の検査結果に「eGFR（推算糸球体濾過値）」が含まれるようになりました。対象者の人に「何の数値ですか？」と質問された時に，上手く説明することができません。eGFRの上手な説明の仕方について教えてください。（保健師）

2 支援者にありがちな説明

対「eGFRって何ですか？」
支「eGFRは推算糸球体濾過値といって，腎臓の機能を表すものになります。GFR（糸球体濾過値）といって，腎臓にある糸球体で血液を濾過する力がどの程度あるのかを表す値があるのですが，その推定値を血清クレアチニン値，性別，年齢から計算したものになります」（わかりづらい用語）
対「そうなんですね…」
支「eGFRの検査結果は5段階に分けられて，90以上は正常，60〜89は軽度腎機能低下，30〜59は中等度腎機能低下，15〜29は高度腎機能低下を表します。15未満は腎不全の状態で透析が必要になります」
対「透析はしたくないです」
支「腎機能低下に気づかずに放置していたことで，透析になる方が増えています。透析にならないためにも早期発見，早期治療が大切になりますよ」
対「わかりました」（透析になるのは怖いけれど，大丈夫だろう）

解説

→ 専門用語が多く，対象者にとってわかりにくい説明になっています。また，数値を伝えるだけではなく，検査結果を知る必要性が伝わる説明のほうがよいでしょう。透析になるという恐怖心を与えるのではなく，早期発見・早期治療することの効果が伝わる説明をこころがけましょう。

3 思わず納得がいく説明

対「eGFRって何ですか？」
支「腎臓の働きを表す値になります。腎臓は，血液をふるいにかけて，身体に必要なものを残し，必要ないものを尿として出す働きを持っています①。eGFRを調べることで，

対「その働きが保たれているかを確認することができます」
対「そうなんですね。正常値はいくつですか？」
支「テストと同じで100点満点と考えてください。90以上であれば，腎機能は正常だといえます。腎臓は自覚症状がないままに病気が進行することがあります。この値を知ることで異常の早期発見につなげることができます②」
対「腎臓が悪くなった時は，尿の性状が変化したりして，すぐに気づくと思っていました」
支「そう思われている方が多いのですが，自覚症状が出た時は，腎臓の病気が進んでいる状態にあることがほとんどです。今，糖尿病や高血圧などの生活習慣病が原因で，慢性腎臓病という腎機能が悪い状態になる人が増えています。日本では成人の8人に1人が慢性腎臓病だといわれています。自覚症状が出にくいため，自分が腎臓病だと気づいていない方も多いです。定期的に検査をして，腎臓の状態を確認していくことが大切になります③」
対「そうなんですね。気をつけていきます」

《効果的な説明ポイント》
① 腎臓で尿が生成されることは一般的に知られており，対象者が持っている知識を活かして説明をしていくと伝わりやすい。
② 対象者が検査結果に関心を持つことができるように説明します。
③ 身近な病気であると伝えることで，定期検査の必要性を理解してもらいます。

4 説明に使えるツール・エビデンス

● 腎症の進行段階を説明する媒体：「めくって腎」

　糖尿病腎症の進行段階を説明する媒体を用います。病期を表情で表わしてあり，めくると各期に応じた糸球体や尿の状態を表したものが見えるようになっています。尿の性状として，老廃物を黒，尿中アルブミンを黄緑，蛋白質を緑のフェルトで色分けして表現しました。（写真「めくって腎①，②」参照）

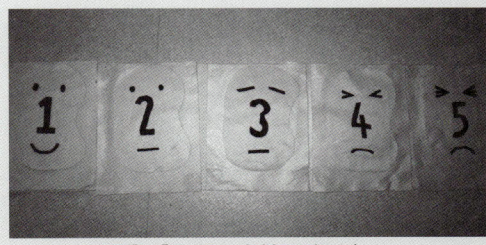

めくって腎①「病期を表情で表す」　めくって腎②「各期の尿の状態を表す」

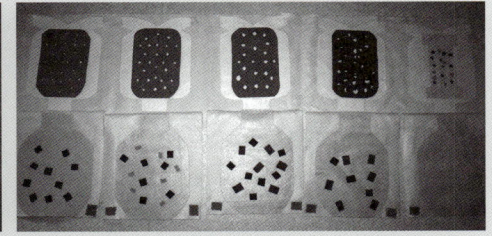

5 まとめポイント

● eGFRは，近年増加している慢性腎臓病を早期発見するための大切な指標の一つです。対象者が検査結果に関心を持ち，定期検査の必要性が伝わるように説明していくことが大切だといえます。

（石本佐和子）

2-12 歯周病の説明法

1 対象者からの質問

● 対象者から「歯周病ってなんですか？」と質問されました。わかりやすく説明するにはどうしたらいいでしょうか。 　　　　　　　　　　　　　　　　（保健師）

2 支援者にありがちな説明

対「歯周病ってなんですか？」

支「歯周病は，歯周病細菌の感染による歯周組織の慢性炎症です。症状としては，歯肉が腫れ，進行すると出血や膿，口臭などがみられます。そして，放っておくと最後には歯が抜け落ちてしまうこともあります」

対「…悪くなると，歯が抜け落ちてしまうんですか」（そうなったら，大変だな）

支「そうですね。そうならないために，予防することが大切ですね」

対「どうすれば予防できますか？」

支「歯周病を防ぐためには，歯ブラシによるブラッシングや歯間ブラシなどで日頃からのケアすることが大切です」

対「…そうですか」（毎日歯は磨いているから，それでいいのかな。歯がなくなるのは嫌だな）

解説

→ 歯周病の病態や症状，ブラッシングが重要であることを対象者に伝えることは大切です。しかし，ただ一般的な知識を与えるだけでは，対象者が歯周病と自分の口腔内の状態を関連させて考え，自宅での具体的なケアにつなげていくことは難しいと考えます。

　歯周病の予防は，まず対象者に自分の口腔内の状態について，気づいてもらうことから始まるのではないでしょうか。個人の状態に合わせてケア方法を提示し，対象者が自分に必要なケアを具体的に思い描くことができるように関わる必要があります。

　また，対象者が歯周病について聞いていることから，何か気になる症状がすでにあることも考えられますので，自覚症状を聞いておくことは重要です。

《歯周病の説明法》

3 思わず納得がいく説明

- 対「歯周病ってなんですか？」
- 支「歯周病菌により，歯の周囲が炎症を起こしている状態のことです。○○さんは，お口の中に何か気になる症状がありますか①？」
- 対「そういえば最近，口の中がネバネバするし，口臭が気になるかな」
- 支「そうですか。実はそれも歯周病の症状の1つなんですよ」
- 対「そうなんですか？」
- 支「はい。それ以外にも歯周病の症状としては，歯茎の腫れや出血，歯のぐらつきや，歯が長くなった感じがするなどの症状があります。これは，歯周病の症状を現したモデルです。一見するときれいに見えますが，よく見ると歯茎が赤く腫れて出血し，歯がぐらついていますね」
- 対「へー，じゃあ，そういった症状を予防するにはどうしたらいいですか？」
- 支「―歯周病モデルを使用し，ケア方法を説明― 先ほど口の中の粘つきや口臭が気になるとのことでしたので，このような舌ブラシを使用するとよいと思います。また，歯ブラシや歯間ブラシを使って歯周病菌の溜まりやすい歯の間の隙間もしっかりとケアして，自分の歯を守っていくことが大切ですね。まずはこの歯周病モデルのような症状がないか，一度，鏡でお口の中を確認してみましょうか」

《効果的な説明ポイント》

→ ① 対象者の症状を聞き，その症状と歯周病の症状を照らし合わせて説明することで，対象者が自分の口腔内の状態を把握することができ，具体的なケアにつながります。

4 説明に使えるツール・エビデンス

●媒体：歯周病モデル〜口の中ミエール君〜

インパクトのある媒体は，対象者の頭に残り，自分の口腔内の状況について考えるきっかけづくりとなります。下図の媒体は，歯ブラシの当て方や歯間ブラシ，舌ブラシの使用方法の説明にも使用できます。

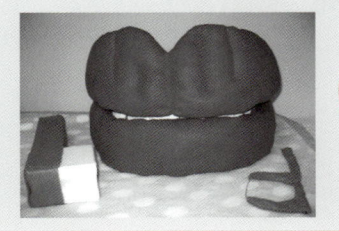

歯がぐらつき，抜けるようになっています。

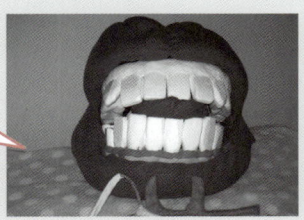

5 まとめポイント

●歯周病は全身疾患に関係する病気として注目されてきています。対象者に自分の口腔内の状態を知ってもらい，適切なケアや歯科受診が行えるように，媒体などを用いて歯周病についてわかりやすく伝えていくことが必要です。（中村ちとせ）

《引用文献》

1) Takeuchi H, et al：Metabolic syndrome and cardiac disease in Japanese men: applicability of the concept of metabolic syndrome defined by the National Cholesterol Education Program-Adult Treatment Panel III to Japanese men--the Tanno and Sobetsu Study. Hypertens Res. 2005 Mar ; 28(3) : 203-8.
2) Ninomiya T, et al：Impact of metabolic syndrome on the development of cardiovascular disease in a general Japanese population : the Hisayama study. Stroke. 2007 ; 38(7) : 2063-9.
3) Mukai N, et al：Impact of metabolic syndrome compared with impaired fasting glucose on the development of type 2 diabetes in a general Japanese population: the Hisayama study. Lancet Diabetes Care. 2009 ; 32(12) : 2288-93.
4) 田中清：グリコヘモグロビン（HbA1c）説明方法の試み．プラクティス，1998,15(3)，341．
5) 日本動脈硬化学会編：動脈硬化性疾患予防ガイドライン2007年版，治療法—生活習慣の改善．33-7，2007
6) 厚生労働省HPより
(http://www.mhlw.go.jp/topics/bukyoku/kenkou/seikatu/kousi/index.html)(2011年6月現在)
7) Singh IM, et al：High-density lipoprotein as a therapeutic target : a systematic review. JAMA 2007 ; 298(7) : 786-98.
8) Maeda K, et al：The effects of cessation from cigarette smoking on the lipid and lipoprotein profiles : a meta-analysis. Prev Med 2003 ; 37(4) : 283-90.
9) Sasaki J, et al：Mild exercise therapy increases serum high density lipoprotein2 cholesterol levels in patients with essential hypertension. Am J Med Sci 1989 ; 297(4) : 220-3.
10) Nordmann AJ, et al：Effects of low-carbohydrate vs low-fat diets on weight loss and cardiovascular risk factors : a meta-analysis of randomized controlled trials. Arch Intern Med 2006 ; 166(3) : 285-93.

《参考文献》

2-2 ◎八幡芳和：楽しく笑って覚える糖尿病教室，診断と治療社，2005．
2-8 ◎日本高血圧学会：高血圧治療ガイドライン，2009．
　　◎坂根直樹：楽しく教える糖尿病の裏技50，診断と治療社，2005．
2-9 ◎落合慈之編：糖尿病・代謝・栄養疾患ビジュアルブック，学研メディカル秀潤社，2010．
2-10 ◎医療情報科学研究所編：病気が見える（第3版），メディックメディア，2008．
　　◎渡辺明治，福井富穂編：今日の病態栄養療法，南江堂，2003．
2-11 ◎日本腎臓学会編：エビデンスに基づくCKD診療ガイドライン2009，東京医学社，2009．

第3章 よくある困った質問への説明法

● 第3章　よくある困った質問への説明法

3-1　水を飲んでも太るんです

1　困った質問

　肥満している人から，「水を飲んでも太るんです」と言われて，どう答えたらいいか困っています。
　「水を飲んでも太る，そんなことはありませんよ」とわかりやすく説明しているつもりなのですが，その人はあまり納得されていないようです。
　こういった肥満の人への上手な説明の仕方がありましたら教えてください。　　　　　　　（保健師）

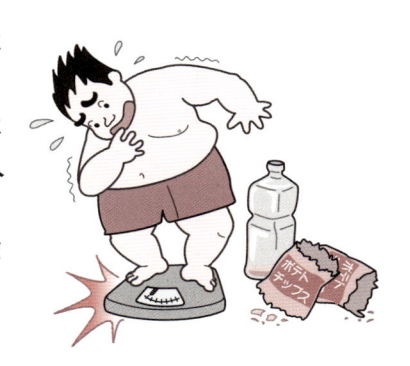

2　NGワード！

支-①　「水を飲んでも太るわけがありません。水はエネルギーはゼロですから…，水をやって大きくなるのは植物だけです。人間は水を飲んでも太る理由はありませんよ」

支-②　「それはむくんでいるだけです。腎臓が悪い人は水を飲んだら体重が増えるかもしれませんが，あなたの場合，腎機能は正常です」

《なぜよくないか・どうすればよいのか》

支-①，②
　確かに，心臓や腎臓が悪くなければ水を飲んでも太る（正確にはむくんで体重が増える）わけはありません。しかし，対象者が間違った認識をしていても，それを頭から否定してはいけません。
　つまり，「水を飲んでも太る」ということを事実として肯定してはいけませんが，気持ちを受け止めてあげることが大切なのです。対象者の水を飲んでも太る（体重が増える）という気持ちを受け止め，「水を飲んでも太るような気がするんですね」と共感することが大切です。
　次に，「そういった人でも痩せる方法があるんですよ」と提案することで，太りやすいと思っている人はダイエットに興味を持ってくれます。

3 効果的な説明法

対 「先生,水を飲んでも太るんです」
支 「確かに,水を飲んでも太る気がするんですね」(共感する)
対 「そうなんです。やっぱり私は痩せられない体質なんでしょうか?」
支 「そんなことはありませんよ。そのような人でも痩せられる方法がありますよ」
対 「それはどんな方法ですか?」(興味津々)
支 「それはですね…」(ダイエット法について説明を始める)

4 説明に使えるツール・エビデンス

●水を食前に飲むと痩せる!?

肥満でない成人が22℃の水を500 mL飲んだ場合,飲んだ水は体温まで温められるので,代謝や交感神経活動が高まり,熱が起きます。これが飲水誘発性熱産生。わずか25 kcal程度の増加ですが,1日2Lの水を飲めば余分に100 kcalが使われる計算。つまり,水のエネルギーはゼロではなく,マイナスエネルギーなのかもしれません。例えば,学校に水飲み器を置き,肥満予防の講義をすると子どもたちの水を飲む回数や量が増え,肥満の割合が減少。成人肥満の場合でも食事制限に合わせて食前に水500 mLを飲むと,減量に成功する人の割合が増加。ただし,水を飲むだけではだめで,食事制限を同時に行わないとその効果は期待できません。水やお茶で食べ物を一気に胃腸に流し込むのもNG。

《食前に水を飲むことで減量効果は高まる》

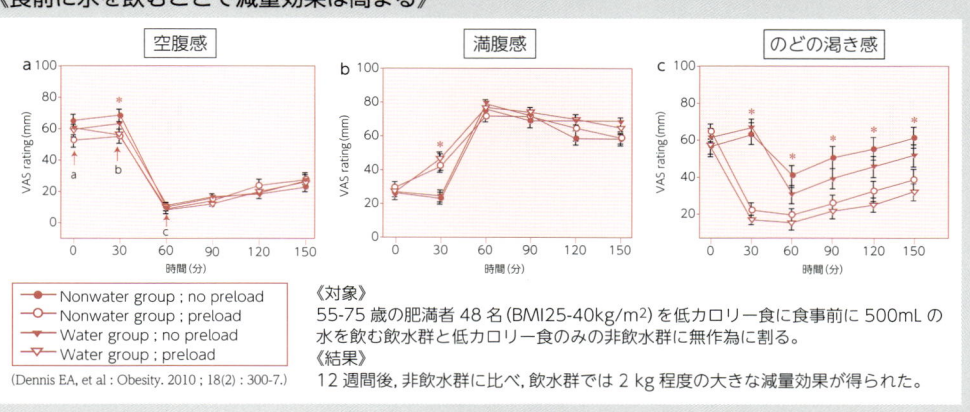

— Nonwater group ; no preload
— Nonwater group ; preload
— Water group ; no preload
— Water group ; preload

(Dennis EA, et al : Obesity. 2010 ; 18(2) : 300-7.)

《対象》
55-75歳の肥満者48名(BMI25-40kg/m^2)を低カロリー食に食事前に500mLの水を飲む飲水群と低カロリー食のみの非飲水群に無作為に割る。
《結果》
12週間後,非飲水群に比べ,飲水群では2 kg程度の大きな減量効果が得られた。

5 まとめポイント

■ 理論から入って,頭から否定しない
■ 「水を飲んでも太る」という対象者の気持ちに共感する
■ 逆手にとって,水の上手な利用法を説明する

(坂根直樹)

● 第3章 よくある困った質問への説明法

3-2 特定健診って何ですか？

1 困った質問

「特定健診は今までの健診とどう違うのか？」と聞かれ，うまく説明できなくて困ることがあります。「高齢者医療確保法という法律ができて，健診の受け方などが少し変わりましたが，生活習慣病の発見や予防のための健診ですよ」などと説明していますが，健診の内容や申し込み方法が変わったことなど，不満を持っておられるようです。どう説明するのがよいでしょうか。

(保健師)

2 NGワード！

- 支-① 「平成20年度から高齢者医療確保法という新しい法律によって，医療制度が変わったことにより特定健診・特定保健指導が始まりました。日本人の死因の6割といわれている生活習慣病は，内臓脂肪の蓄積が原因となっていることが多い。さらに，高血糖，高血圧といった状態が重複した場合には，脳血管疾患などの発症リスクが高くなるので，その前段階であるメタボリックシンドロームに着目した特定健康診査がスタートしたのです」
- 支-② 「この制度もいったいいつまで続くかわかりませんが…」
- 支-③ 「腹囲の計測など曖昧な検査ですし，基準についてもいろいろいわれていますが…」

《なぜよくないか・どうすればよいのか》

- 支-①は，間違いではないのですが，これでは対象者の気持ちに沿ったものではないと思われます。制度の概略的な説明をすることよりも，どんな点に不満や疑問があるのかを受け止め，健診をきっかけに自分自身の健康や，生活習慣について振り返る気持ちになってもらうことが大切です。
- 支-②，③のように，制度の批判的な言葉は対象者の不信につながりますので，やめましょう。

3 効果的な説明法

対「今までの健診とどう違うのですか？」

支「今までと同じですよ。ただ，内臓脂肪肥満が重大な病気につながることがわかってきたので，特に内臓脂肪肥満に着目した内容になっています」(ポイントを絞って伝える)

対「腹囲の男性基準の 85 cm は厳しいですね」

支「確かに基準を超える方は多いですね。CT画像で内臓脂肪面積 100 cm 以上が内臓脂肪肥満とされています。これに相当する腹囲が男性で 85 cm，女性で 90 cm なのです。ところで，若い頃と比べるとお腹周りは大きくなっていませんか？」(振り返りにつなげる)

対「はい。実は年々増えていて，20 歳頃からすると体重も 15 kg ぐらい増えているんです」

支「大人になってから増えた体重のほとんどは脂肪のようですよ。この機会に振り返ってみませんか？ 一緒に考えてみましょう」(生活習慣の改善へのきっかけづくり)

《その他の説明オプション》

- 一言でいうと「メタボ健診」です。
- 今までの健診との違いは，結果をもらうだけでなく，結果によっていろいろな指導のオプションがついてくるんです。
- 特定の人が受ける健診ではないんです。

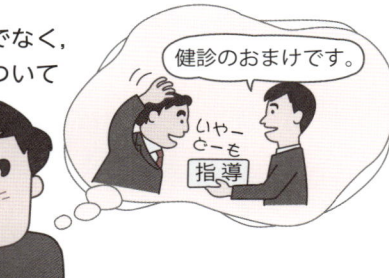

健診のおまけです。

4 説明に使えるツール・エビデンス

●厚生労働省のホームページ「特定健診・特定保健指導」[1]

5 まとめポイント

■ 健診に対する不満や疑問の気持ちを受け止める
■ 健診に対する不満や疑問の理由を探る
■ 健診を受けるメリットを伝える
■ 健診をきっかけに生活習慣を一緒に見直すというスタンスで接する

(鮒子田睦子)

3-3 どのくらい痩せたらいいの？

1 困った質問

「3 か月で 10 kg 減量したタレントの話を聞いて，私も！と飛びついたんだけど。1 kg くらいは簡単に減らせたけれど，そのあと減らなくて…いやになって元に戻っちゃいました。いったい，どのくらい痩せたらいいんですか？」と尋ねられました。

保健指導をしていると，「過去にダイエットに失敗したから，やっても無理」という声も聞きます。具体的にどのように説明すればよいのでしょうか？　　（保健師）

2 NG ワード！

- 支-①「効果には個人差がありますから，できる範囲でいいですよ」
- 支-②「タレントになるわけじゃないから，そんなに減量する必要はないですよ」
- 支-③「マスコミの情報はあてにならないので，気にしなくていいですよ」

《なぜよくないか・どうすればよいのか》

- 支-①では，メッセージが曖昧で，本人が期待する情報を提供していません。減量意欲に水を差す可能性もあります。
- 支-②では，「あなたとタレントとは違う」といわんばかりで，相手に否定的なニュアンスを与えてしまいます。
- 支-③では，マスコミよりも信頼を得られるような情報を提供していないのに，相手（マスコミ）を否定するだけでは，信頼が得られません。

3 効果的な説明法

《特定保健指導の場面で，減量を勧められた対象者から》

- 対「ダイエットは以前に失敗したから，やっても無駄だと思うけど」
- 支「ダイエットにチャレンジしたことがあるんですね。その時はどんな感じでしたか？」
（「失敗」に着目するのではなく，チャレンジした時の動機や経過を確認することで，過去の経験を客観視する）

> 対 「食事を減らして一時的には2～3kgくらいは減ったんだけど，それ以上減らなくてリバウンド。元よりも増えてしまいました」
>
> 支 「よく頑張られたんですね。実は2～3kgの減量でもメタボ脱出には効果があるんですよ。10kgも減らさなくても十分に効果が出るっていうデータをご存じでしょうか」
> （データを示しながら）

4 説明に使えるツール・エビデンス

特定保健指導6か月，1年後の効果を分析すると，体重減量率と検査値の改善の間にきれいな関係がみられます（厚生労働科学研究，津下班：平成22年度研究報告書より）。

血圧は軽度の体重減少でも低下し始めますが，これは減塩などの食事の変化，運動量の増加の影響により，軽度の減量でも効果がでる可能性を示しています（図参照）。

脂質や血糖などの検査値をしっかりを改善するには4％以上の減量が効果的です。75kgの人なら3kg，60kgの人なら2kgの減量で検査値の改善が期待できます。実際に電卓をたたいてもらい，75kg×0.04＝3.0kg，と具体的な目標設定をしてもいいですね。いったん減量したら，体重を維持することも重要です。

今回のダイエットの目的の一つとして，「このような検査値の改善を目指し，まず一歩，始めてみるいいチャンスにしてはいかがでしょうか」と話しあえるとよいですね。

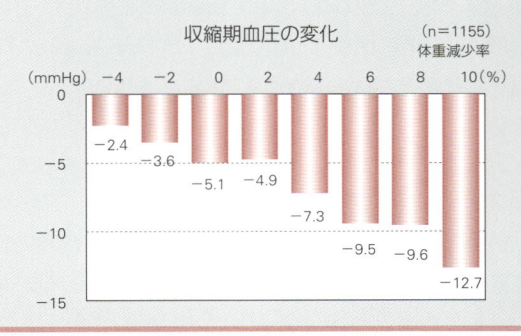

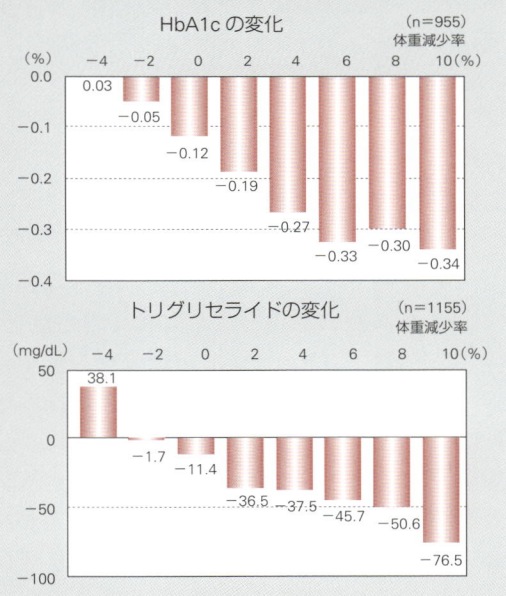

5 まとめポイント

- 本人が想定しているよりも少量の減量で，効果があることをデータで示すと説得力がある
- 本人に電卓をたたいてもらって，減量目標を立てることも効果的
- いったん2～3kg減量できたら，さらに減量を目指すのではなく，体重を維持することで効果が継続することを伝える（リバウンド防止となる）
- 高度肥満者の場合にも，段階的な目標設定を行うことが大切

（津下一代）

3-4 カロリー計算は面倒！

1 困った質問

ダイエット教室などの参加者から「カロリー計算は面倒だからいや！」と言われることがよくあります。ダイエットには避けて通れない食習慣への介入ですが，このような場面で使える上手な説明はありますか？　　　　　　　　　　　　　　　　（保健師）

2 NGワード！

- 支-①「自分が食べている食事のカロリーを知らなくてどうするんですか？　本気でダイエットしたいなら，まず自分の食べている量を知らなくちゃだめですよ！」
- 支-②「ダイエットの基本条件は食事量，つまり摂取カロリーを減らすことです。あなたの場合3 kgの減量が必要なので，毎日240 kcal摂取カロリーを減らすと計算上3 kgの減量が達成できます。計算方法ですが，体脂肪1 kgあたりのカロリーは7200 kcalになるので，それを単純に30日で割ると…」

《なぜよくないか・どうすればよいのか》

支-①のように高圧的な指導が合わない対象者は多く，「まずは受け止める（否定から始めない）」ことが肝心です。支援者と対象者は，上下関係ではなく，共に健康づくりを進めるパートナーであることが大切です。対象者の気持ちを受け止め，頭ごなしに否定しないことが大切です。

支-②の場合でも，このような対象者は「きちんと計算する」こと自体，性格に合わないと思っているかもしれません。そのような場合に，さらに理論を押しつけては「抵抗」を助長することにつながります。

対象者ができそうなことを一緒に見つけだし，サポートすることが保健指導・支援です。「抵抗」の言葉が出た時は，指導方法を変えるチャンスです。対象者の言葉や態度，生活スタイルに合った減量方法が提案できるよう，複数のパターンで提案できるよう準備しておくと保健指導がさらに楽しくなります。

3 効果的な説明法

> 対「カロリー計算は自分に合わないみたいです。長続きしそうにありません……」
> 支「大丈夫ですよ，カロリー計算が苦手でも，楽しく続けられる方法があります」
> 対「じゃあ面倒な計算をいちいちやらなくてもいいんですか？」
> 支「いいですよ，○○さんができそうと思える方法を一緒に探しましょう」
> 対「わかりました。で，どんな方法があるんですか？」
> 支「例えば……」

4 説明に使えるツール・エビデンス

●体重記録

　血糖が高ければ血糖測定，血圧が高ければ血圧測定，体重が重い場合は「体重測定」です。朝晩の体重測定とグラフ化（体重記録）は，日内の体重差が認識でき，対象者個人にあった「太る生活・痩せる生活」それぞれの習慣に気づくことができる大変有効なツールです。楽しく記録できるよう，体重記録から読み取れる専門的なアドバイスを行うと，対象者のモチベーションが高まります。まずは記録できたことから賞賛するなど「できている」ところから支援を始めると継続への意欲が高まり，カロリー計算が苦手な人でも，食事量の振り返りにつなげることができます。

●その他

　カロリー計算が苦手でも，「ご飯の量だけなら計ることができる」，「野菜の皿数ならカウントできる」，「手ばかりなら使える」といったように，その人ができそうなことを提案できるようにしておくことが大切です。また80 kcalダウンできるレシピ集（例：食パン4枚切り→6枚切り）などを用い，対象者の実生活に沿った内容で，具体的なカロリーダウン方法で支援することもお勧めです。

5 まとめポイント

- 対象者の「これならできそう」を一緒にみつける（正しい情報提供と質問が保健指導・支援の基本）
- 「抵抗」の言葉や態度が出た時は，指導方法を変えるチャンス（多様性を持った保健指導・支援のスキルアップにつながる）

（同道正行）

3-5 お酒の量がなかなか減らせない

1 困った質問

　健診で糖尿病，高血圧，脂質異常症などの生活習慣病を指摘された人に，保健指導を行なっています。こういう人に酒量を聞くと，結構飲んでいる人が多いんです。そういう人に酒量を減らすように指導すると，皆さん健康にはそれなりに関心があるのですが，「病院で薬をもらっているから大丈夫。周りは皆，自分より飲んでいる。酒が人生唯一の楽しみなんだ」と言って，聞く耳を持ちません。
　こういった，アルコールによって健康問題を来たしている人への上手な指導方法があれば，教えてください。
　　　　　　　　　　　　　　　　　　　　　　　　　　　　　　　　　　（保健師）

2 NGワード！

支-①「アルコールは適量なら虚血性心疾患の死亡リスクを下げます。だから適量の飲酒を続けていけば大丈夫です」

支-②「通院して薬をもらっているなら，薬を調整してもらい，再度血液検査を受けてみてください」

《なぜよくないか・どうすればよいのか》

支-①，②

　Jカーブ効果とは，主に虚血性心疾患において，少量飲酒者の死亡率が，全く飲まない人や多量飲酒者に比べて最も低い，というデータに基づいています。横軸に飲酒量を，縦軸に死亡率をとってその関係をグラフにするとJの字を描くことからJカーブ効果と呼ばれています。しかし中性脂肪や肝硬変，血圧などでは，飲酒量の増加とともに死亡リスクは増加します。そして「適量」といわれるのは，男性でアルコール10～19g（缶ビール（350）1本程度），女性ではそれより少量で，また年齢や個人の代謝能力により「適量」は異なります。「適量」だけでは曖昧な表現になり，主観に大きく左右されます。
　多量飲酒は生活習慣病だけでなく，さまざまな身体疾患，うつ病や自殺，飲酒運転などの社会問題と密接に関連しています。健康に関心のある人ならば，「酒を減らしてください」と，正面から話さずに，各人の健康問題を切り口に，健康になる（を保つ）ための酒量低減を目指してはいかがでしょうか。

3 効果的な説明法

対「先生，保健師さんから酒を減らすようにいわれました。でも病院に通って薬はもらっているし，自分の親も大酒飲みだったけど，90歳まで元気にしていたから大丈夫ですよね？」(少々不安)

支「お酒は…1日日本酒を4合飲まれているのですね。結構な量ですね。病院にはどういった病気で通っているのですか？」

対「血圧と血糖値で。薬をもらって飲んでいます。あと，健康診断では肝機能が悪いといわれました」

支「そうですか。もしかしたらお酒を減らすことで，病院に行かなくてもよくなるかもしれませんよ。ご一緒にやってみませんか？」

対「そうなんですか!? でも減らすといってもそんなに簡単に減らせるんですか？ 禁煙にも挑戦しましたけど10年かかりました」(興味を持つ)

支「それはですね…」(ブリーフ・インターベンションの説明を始める)

4 説明に使えるツール・エビデンス

● ブリーフ・インターベンション

1回に約5〜15分間で，合計2〜3回のセッションで行う節酒のための行動カウンセリングです。

特徴として，①（依存症の治療目標が断酒であるのに対して）飲酒量の低減を目標にする，②依存症の専門家ではなく，主にヘルスケア従事者によって行われる，③依存症者（全国推計約80万人）ではなく，多量飲酒者（同約860万人）を対象とする，の3点が挙げられます。カウンセリングでは，飲酒問題の直面化や，いわゆる「否認」は避け，健康をテーマとします。そしてキーワードは「共感する」「励ます」「褒める」です。

筆者の勤務する病院では，「HAPPY（Hizen Alcoholism Prevention Program by Yuzuriha）プログラム」と呼ぶパッケージを2001年に作成しました。これは，飲酒に関する健康教育と医学的助言を教材として加え，介入を半構造化したものです。介入時に扱う話題も予め用意されており，ブリーフ・インターベンションの補助ツールとして用いることで，専門的な知識がない初心者にも，ブリーフ・インターベンションができるようになっています。

詳しくは，156頁を参照ください。

5 まとめポイント

■ 多量飲酒は生活習慣病だけでなく，様々な身体疾患，精神疾患や社会問題と密接に関連する

■ ブリーフ・インターベンションは，概ね半数の対象者に明らかな行動変容をもたらすことができるアルコール問題の有効な早期介入法

（角南隆史・杠岳文）

● 第 3 章　よくある困った質問への説明法

3-6 野菜を食べろっていうから食べたのに…

1 困った質問

「健康のため，野菜をたくさん取るようにいわれているので，かぼちゃをたくさん食べています」と言われ，野菜といってもイモ類はカロリーが高いから気をつけるように説明しましたが，「野菜を食べろっていうから食べたのに…」，「野菜を食べていただけなのになぜ怒られるのでしょうか？」と納得してくれません。どうしたらよいでしょうか？

(栄養士)

2 NG ワード！

支-① 「イモ類や炭水化物の多い食品は，食品交換表の表1に分類されていて，カロリーが高いのですよ。だから取りすぎないようにしましょう」
支-② 「そんなに食べちゃダメですよ。カロリーが高いんですから」

《なぜよくないか・どうすればよいのか》
支-① 野菜の摂取方法は違っていたとしても，それを否定してはいけません。健康のために野菜を摂取しているという行為の背景にある思いを認め，共感することが大切です。
支-② 視覚的に食品交換表に記載されている表1（穀物・イモ類）と表6（野菜類）ではどのくらいカロリーが違うのかを示すことで衝撃を受け，興味を持ってくれます。また，好んで食べている野菜には落とし穴があることを強調することで，興味を持ってくれます。

3 効果的な説明法

対 「健康のため，野菜を摂るようにいわれたのでかぼちゃをたくさん食べています」
支 「○○さんは健康に気を使われているんですね」，「かぼちゃなどイモ類の野菜は本当に美味しいですよね」（共感を示す）
対 「そうなんですよ。ホクホクしていて本当においしいですよ」
支 「実は，そういうおいしい野菜には**落とし穴**があるんですよ」（インパクトのある言葉で関心を持たせる）
対 「へぇ。何ですか？」（興味津々）
支 「それはですね……」（媒体を取り出し野菜の説明を始める）

54

《野菜を食べろっていうから食べたのに…》

4 説明に使えるツール・エビデンス

●野菜の説明に使える媒体：「美味しい野菜にはご用心」

　この媒体は，野菜でも，かぼちゃ，ジャガイモ等，炭水化物が多くカロリーが高い表1に分類される野菜と表6に分類される野菜を比較し，表1の野菜が高いカロリーであることを視覚的に理解してもらい，患者さん自らの気づきを促すことを目的とします。

　ジャガイモ大半分で，きゅうり中2本，レタス3枚（大1・中1・小1），ミニトマト中3個，ブロッコリー大2カケ（サラダが作れる）に相当しますと，ジャガイモの媒体の中から野菜を取り出して説明します。

支：これはジャガイモの大（媒体）です。料理に使う時にはどのくらい使いますか？

対：そうですね。1回に2，3個は使いますね。

支：そうですよね。そのくらい使いますよね。では，このジャガイモ1/2個と同じ摂取カロリーでどのくらい他の野菜が取れると思いますか？

対：ジャガイモ半分ですよね？　そんなに多くないんじゃないですか？

支：なんと……，きゅうり中2本，レタス3枚（大1・中1・小1），ミニトマト中3個，ブロッコリー大2カケも取れるのですよ。さらにノンオイルのドレッシングをつければ，サラダができてしまいますね！

対：そうなんですか？

支：はい。かぼちゃもそうですよ。同様に，西洋かぼちゃ大1/16個では，キャベツ大2枚，もやし1袋，人参小1個，玉ねぎ小1個（野菜炒めが作れる）に相当しますと，かぼちゃの媒体の中から野菜を取り出して説明します。

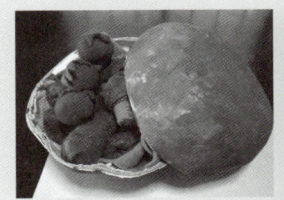

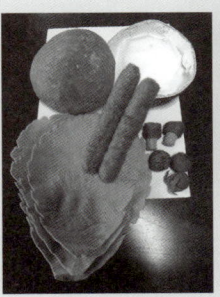

ジャガイモ1/2を示す　　ジャガイモの中から取り出した野菜　　かぼちゃ1/16を示す 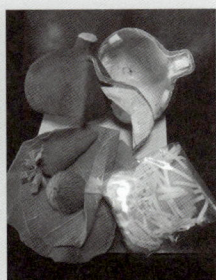　　かぼちゃの中から取り出した野菜

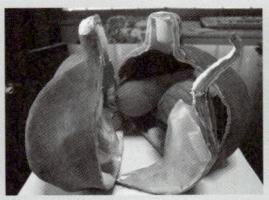

5 まとめポイント

- 野菜を取ろうと努力していたことを認め，その気持ちに共感する
- 頭ごなしに表1だからカロリーが高いというのではなく，表1と表6を比較した上でカロリーの違いを視覚的に実感してもらう
- 説明に使用する野菜は，日常的に調理しそうな献立を用いるとより効果的

（石渡裕美）

● 第3章　よくある困った質問への説明法

3-7 缶コーヒーやスポーツドリンクをよく飲むのですが…

1 困った質問

「缶コーヒーやスポーツドリンクをよく飲むのですが，身体にいいのですよね？」と質問がありました。わかりやすくどう説明したらいいか困っています。こういった人へのわかりやすい説明の仕方があったら教えてください。　　　　　　　　　　（保健師）

2 NGワード！

支-①「缶コーヒーやスポーツドリンクには砂糖がたくさん含まれています。カロリーも高いですからできればやめたほうがいいですね」

支-②「缶コーヒーには角砂糖約6個分の砂糖が入ってるんですよ。飲みすぎると身体に良くないですね」

支-③「1日にどれぐらい飲みますか？…それは飲みすぎですね。それだと200カロリーとなりますから，飲み続けると肥満の原因になりますよ」

《なぜよくないか・どうすればよいのか》

支-①，②，③

　缶コーヒーやスポーツドリンクを飲みたい対象者の気持ちを考え，一方的にやめたほうがいいといった説明方法ではなく，「よく飲むんですね」とまず共感し対象者の気持ちを考えることが大切です。次に，缶コーヒーやスポーツドリンクにどれくらいの砂糖が入っているかを言葉でなく視覚に訴えて説明し，選び方によってカロリーを抑えることができることを伝えます。

3 効果的な説明法

対「先生，缶コーヒーやスポーツドリンクをよく飲むんですよ。甘くておいしいので…」

支「缶コーヒーやスポーツドリンクをよく飲むんですね。おいしいですよね」（共感する）

対「そうなんですよ。甘くておいしいです」

支「普段家でコーヒーを飲む時は角砂糖どれくらい入れて飲まれますか？」

対「そうですね～。1個か2個ぐらいですけど…」

《缶コーヒーやスポーツドリンクをよく飲むのですが…》

支 「実は市販の缶コーヒー1本（250 mL）には，角砂糖が約6個も入ってるんですよ」
対 「え～，そんなに入ってるんですか？」（興味津々）
支 「じゃあ，ここに模型がありますので一緒に見ていきましょう」（媒体を取り出す）

4 説明に使えるツール・エビデンス

●目で見て納得！ 缶コーヒー（スポーツドリンク）モデルを使って説明力UP

　媒体を用いて，「1本にどれぐらいの砂糖が含まれていると思いますか？」と問いかけ，実際の砂糖の量を見てもらいます。驚いている対象者に，「スポーツドリンクに含まれる成分には酸味や甘みがありますが，おいしさを保つためにはこれぐらいの砂糖の量の糖質が必要なんですよ」と説明します。対象者の中には，「そういえば甘い気がする」と気がつく人もいます。同様に缶コーヒーについても「甘い」「カロリーが高い」ことを砂糖の量を目で見て視覚的に体感してもらい，自分自身で「減らしたほうがいい」と思ってもらえるように会話をしながら働きかけます。また同じ飲み物でも種類によって糖質の量が違うことを説明します。缶コーヒーでは微糖，無糖では糖質の量が違います。

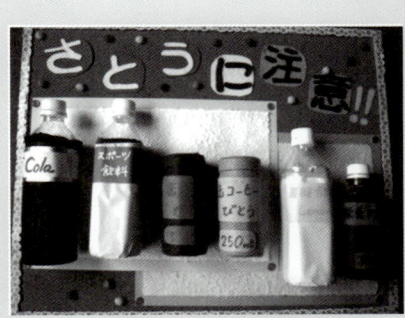

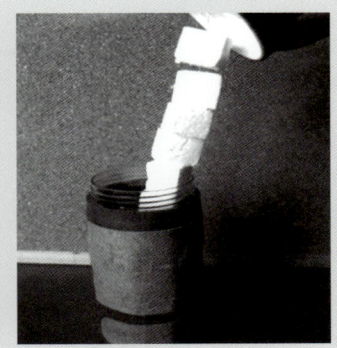

写真① さとうに注意！　　　写真② 缶コーヒーのモデル

　砂糖は溶けているため実感があまりないのですが，視覚でわかるように角砂糖と同じ模型を使用することで砂糖が多く含まれていることを実感できます。砂糖の多さを実感してもらうことで，少しでも量を減らしたりお茶や水を飲もうという動機づけになり，毎日の何気ない習慣を少し変えたりそれを継続することの大切さを伝えます。

5 まとめポイント

- 缶コーヒーやスポーツドリンクをよく飲むという対象者の気持ちに共感する
- 砂糖の量は視覚で訴える
- 同じ飲み物でも選び方によってカロリーを抑えることができることを伝える

（川上あき子）

3-8 そんなに食べてないのに太るんですけど…

1 困った質問

「そんなに食べていないのに太るんですけど，どうしたらよいですか」と聞かれて困っています。食べていないのに，こんなに太るはずはないと心で思っていても，そんなことは口には出せず，1日の食事内容を尋ねても正直に答えてくれていないようなので疑ってしまいます。こういった方への上手な説明の仕方がありましたら教えてください。　　　　　　　　（栄養士）

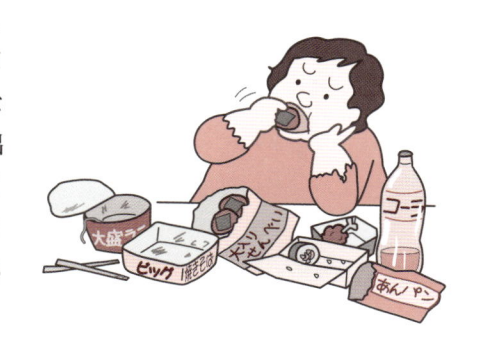

2 NGワード！

支-① 「必要以上に食べた物が脂肪となって体に蓄えられます。食べていないのに太ることはありません。3日間の食事を記録して次回持ってきてください」

支-② 「そうですか。食べていないのに太る体質かもしれませんね」

《なぜよくないか・どうすればよいのか》

支-①のように，栄養計算をしたらきっと摂取カロリーは多いはずだという考えが先に起きてしまい，食事記録を書くようにと医師や栄養士は進めることが多いです。しかし指摘されると身構えた対象者は，本当に食べた物を記入するでしょうか？食事記録を書いてもらう時の声かけに十分注意する必要があります。

対象者にとっては食べていないという認識を認めてあげることが大切です。食事記録は今後の食事計画の資料となることを説明すると，正確な記録を提出してくれます。

支-②では，確かに太りやすい体質はありますが，曖昧な声かけは減量への気持ちを弱くしてしまいます。

3 効果的な説明法

対 「食べていないのに太るんです」
支 「自分は食べていないと思っているのに太ることが不思議なんですね」（共感する）
対 「これ以上食べる量を減らすことは無理です」
支 「きっと量はそんなに食べておられないのでしょうね。栄養素の中には不足すると太りやすくなるものがあります。また，食べるタイミングも大事です。今食べておられる食事と食べた時間を正確に記録してくださることによって，今後痩せやすい体をつくる栄養素をみつけることができる資料になります。口に入った物を全て記入してきていただけませんか」（カロリーだけでなく栄養素に興味を持ってもらう）
対 「そんな栄養素があるんですか？　自分ではわからないので知りたいです」
支 「栄養計算して，結果をお返ししますので，一緒に見つけていきましょう」

4 説明に使えるツール・エビデンス

●危険な食事制限─減量中に欠かせない栄養素は？─

　「朝はパンだけ，昼は簡単に麺類で，夜は肉類や油ものはほとんど食べないのに太る」と言われる方は要注意です。肉類や乳製品などの動物性蛋白質は，高カロリー・高脂肪というイメージがあり減量中は避けてしまいがちですが，蛋白質やカルシウムが不足すると基礎代謝が下がり，痩せにくい体になります。また，体温を上昇しやすい香辛料（とうがらしやわさび，マスタード，生姜など）を利用したり，筋肉の材料となる蛋白質を多く含む食材（卵や肉，魚，大豆など）を食べることが代謝を高めるポイントです。

●食べるタイミング・時間も重要！

　食事と食事の間が長いと食事をまとめて食べ過ぎてしまったり，同じエネルギーでも遅い時間（22時以降）にまとめて食べると，体に脂肪となって貯まりやすいという報告があります。22時に食べている人は1時間早く食べる習慣をつけることで減量効果があります。

5 まとめポイント

■ 食べていないことを頭から否定せず，気持ちに共感する
■ 食事記録を犯人捜しの資料にしない。栄養計画の大事な資料であることを丁寧に説明する
■ 摂取エネルギーだけで肥満は決まらない。食べ方や食べている時間帯にも目を向ける

（松岡幸代）

3-9 夕食の時間が遅い

1 困った質問

　体重コントロールには「遅い夕食の改善」が必要だと思われる保健指導対象者に，早い時間の夕食を勧めたところ「転職しない限り無理」と言われてしまいました。夕食時間を改善してもらうための，よい説明方法はないでしょうか？　　　　（栄養士）

2 NGワード！

支-①「体重が増えている原因は，夕食時間が遅いことですね。健康のためにも，なるべく寝る3時間前に夕食をすませるように心がけてください」

支-②「夕食の時間を早くするのが無理なら，夕方におにぎりなどの捕食を摂り，帰宅後の食事は野菜を中心にした軽いメニューですませてください。夕食を軽くすませると，朝お腹が空いて朝食が食べられるようになるので，より健康的な食生活になりますよ」

《なぜよくないか・どうすればよいのか》

　支-①，②の説明の内容自体は間違ってはいません。しかし，保健指導の目的は，継続的な実践による体重コントロールです。夕食時間だけにこだわらず，対象者自身が生活改善を認識し，できると思える現実的な改善策に導くことが重要です。

- 改善の意思がないのに一方的に対策を説明しても相手の心に届きません。食習慣と健康に関する行動変容のステージを見極め，ステージに応じた説明をします。
  行動変容ステージの判断（➡ 78頁参照）
  改善意欲が感じられる人　➡　具体的な改善方法をアドバイスする
  改善意欲の感じられない人　➡　改善を強要せず，必要性を説明する
- 会話の中から具体的な改善策のポイントを絞り込みます。
  対象者自身が1日の生活を振り返りながら，改善策につながる情報を共有します。
  【振り返りの参考例】
  - 夕食の食事の内容（よく食べる料理の種類，量，飲酒を伴うかどうか）
  - 夕食以外の食事の時間と内容
  - 職場／通勤環境
  - 食事環境（食事を用意する者，同居する家族，中食や外食で利用するお店）

3 効果的な説明法

> 支「体重が増えている原因の1つに，夕食時間が遅いことが考えられますが，ご自分ではどう思われていますか？」
>
> 対「夜遅い食事が体に良くなくても，今より食事の時間を早くするのは仕事を変えない限り無理だよ」
>
> 支「遅い時間の食事が体に良くないと感じていらっしゃるのですね。では，なぜ良くないかの理由を説明させてください。…このような理由から夜遅い食事は肥満の原因になりやすいといわれています」（エビデンスに基づく説明をする）
>
> 対「そうはいっても，家に帰ってから食事をするからどうしても遅くなるよ」
>
> 支「お仕事の都合では，夕食のスタイルを変えるのは難しそうですね。今の状況でも体重をコントロールする方法がないか一緒に考えてみたいので，食事と生活についてもう少し教えていただけますか？」（生活を振り返り，気づきを促す）

4 説明に使えるツール・エビデンス

●夜遅い食事が太りやすい理由

　私たちの体には，体内を24時間の生体内リズムに調整する機能があります。これを調節する因子がエネルギー収支に深く関係しています。

　調整因子の働きで，主に日中は食事の糖質からエネルギーを産出し，一方，睡眠時は，食事補給がないことを前提に，蓄えている脂肪でエネルギーを産出しています。調節因子の1つ，脂肪の合成，蓄積に関与する「BMAL1（ビーマルワン）」という蛋白質は，夜10時頃から深夜にかけて昼間の20倍に分泌量が増えることが報告されています。つまり，BMAL1が増える時間帯の食事は，糖質がエネルギーとして使われにくく，脂肪が蓄えられやすいことになります。

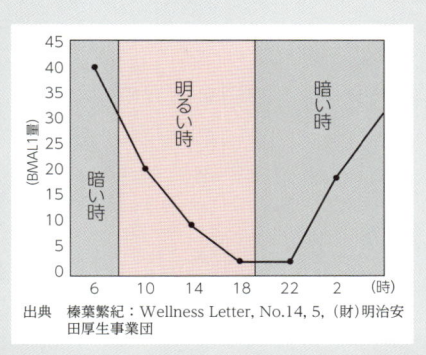

出典　榛葉繁紀：Wellness Letter, No.14, 5, (財)明治安田厚生事業団

5 まとめポイント

- 対象者が「やはり夕食は早く食べたほうがいいな」という改善の必要性を認識し，減量の効果が期待できる「これならできそうだな」と思える具体的改善策に導く
- 夕食の時間だけにこだわらず，1日の食事全体，生活全般から総合的に捉える
  ※改善方法によっては，改善前より総カロリーが増加する可能性があるので，要注意！
  例）帰宅後のご飯（1杯240 kcal）を控える代わりに夕方，調理パン（350 kcal）で補食すると，カロリーが100 kcal以上増えることになる。

（藤井紀美子）

3-10 薄味にするとおいしくない

1 困った質問

　　高血圧の食事療法のために減塩をしている人から「薄味にするとおいしくなくて嫌なんです。続けないといけませんか」と言われ，どう答えてよいのかわからず困っています。「薄味にしないと高血圧が治りませんよ。食塩を摂りすぎると……というメカニズムで血圧が上がるのです」と食塩と血圧の関連について説明し，食事を薄味にする必要性をお伝えしていますが納得してもらえません。どのようにいえば減塩食を継続してもらえるでしょうか。　　　　　　　　　　　　　　　　　　　　　　　　（栄養士）

2 NGワード！

- 支-①「減塩を続けないと血圧が上がります。今は減塩をしているからこの血圧なんですよ。なぜ塩分の高い食事を食べると高血圧になるのかというと，塩分の過剰摂取は循環血液量の増加をもたらし，前負荷を増大させることによって……だからです」
- 支-②「すぐに薄味に慣れてくるので大丈夫ですよ。もう少しの我慢です」

《なぜよくないか・どうすればよいのか》

- 支-①は減塩をすることで血圧が下がるという効果を強調するだけで，質問者が求めている解決策を示していません。質問者が本当に知りたいのは食塩と血圧の関連についての専門的知識ではなく，薄味の食事をおいしく食べるための調理や味つけのコツでしょう。また，もし詳しい説明を求められた場合には，食塩を何グラム減らすとどれぐらい血圧が下がるかなどの具体的な数値を明示して説明すると，より理解しやすくなり記憶にも残ります。血圧が下がると動脈硬化や心疾患のリスクがどれぐらい下がるかなどの関連情報を付け加えることも，減塩食の意義を理解してもらうことに役立ちます。
- 支-②は，一見すると質問者の気持ちを受容し，励ましているようですが，具体的な内容がありません。感情的な共感を示すだけでは専門家のアドバイスとして不十分です。相手の質問の主旨が何であるかを読み取り，具体的なデータをわかりやすく説明してあげることが必要です。

3 効果的な説明法

対「先生，高血圧なので薄味の食事にしているんですけど美味しくなくて…。それでも続けないといけませんか」

支「いいですね，すでに減塩にチャレンジされているのですね。それは高血圧の改善には大切なことです。食塩を1g減らすと血圧が1mmHg低下し，心血管疾患発症リスクが2～3％減少するといわれています」（具体的な数値を明示）

対「へえー，そうなんですか。じゃあやっぱり続けたほうがいいんですね。でも薄味の食事は味気なくて嫌なんです」

支「最初は辛いですよね。でも，減塩食をほんの1週間続けるだけで味覚が敏感になってきて，薄味がちょうどよいと感じるようになりますよ」（わかりやすい目標）

対「でも，いつも薄味ばかりだと飽きてしまうんですが…」

支「それなら良い方法があります。味付けに塩味が使えない時はその他の味覚や嗅覚で補ってあげるのです。例えば，本物のかつお節や昆布からとった出汁の旨味をしっかりきかせると減塩でもおいしくいただけます。唐辛子やわさびの辛味，レモン汁の酸味なども味に変化が出るのでお勧めですよ」（実行できる解決策）

対「先生，嗅覚で補うってどういうことですか」

支「実は，人が感じる味の7割は嗅覚によるものだといわれています。だから風邪をひいて鼻がつまると味がわからなくなるんですね。減塩食の調理では，カレー粉，にんにく，しそ，生姜などの香辛料の香りで味付けを補うことがとても有効です」（味付けのコツ）

4 説明に使えるツール・エビデンス

● 1週間で減塩に慣れる

　人間の塩味に対する感覚は意外に短期間で変化することが研究からわかっています。京都の研究グループが腎臓病のある人と健康な人を対象として1日5gの減塩食を摂取してもらい，初日と1週間後に塩味の味覚感受性を測定しました。そうすると，味覚感受性が平均以下であった人数が腎臓病で71％から39％に，健康な人で27％から18％にそれぞれ減少しました。これは，減塩食によって，塩のナトリウムイオンが味細胞の細胞膜を透過して味覚伝達を刺激する働きが高まるためだと考えられます。

　減塩食の薄味に慣れてもらうためには，最初の1週間をいかに乗り越えてもらうかが指導のポイントとなるでしょう。

5 まとめポイント

■ すでに減塩を開始している場合，そのことを褒めて，努力を認めてあげる
■ 薄味でもおいしく食べられる調理や味付けの方法を教える
■ 減塩を継続することの大切さをわかりやすく，具体的に説明する

（馬引美香）

3-11 早食いで困ってます

1 困った質問

肥満者の相談者のうち，「早食い」の方が多いですが，ゆっくり食べてもらうための上手な説明方法はないでしょうか？　　　　（保健師）

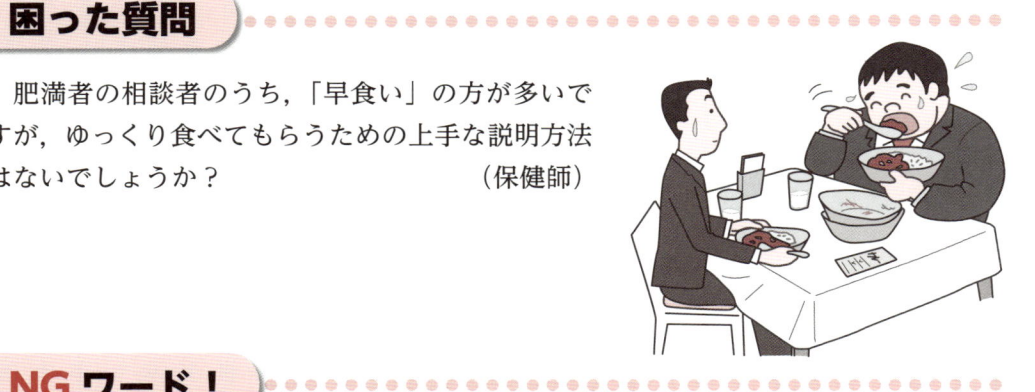

2 NG ワード！

- 支-① 「食事は，よく噛んでゆっくり食べたほうがよいですよ」
- 支-② 「早食いは，やめたほうがいいですよ」

《なぜよくないか・どうすればよいのか》

支-①の場合，ゆっくり食べたほうがよいということをわかっている人は多いものです。でも，「ゆっくり」といってもどのくらいが「ゆっくり」なのかわからないので，満腹を感じる時間などの情報を伝えることが大切です。

支-②の場合，やめたらよいのはわかっていても，どうすればよいのか具体的な改善策がないのでやめられる人は少ないでしょう。できそうなことや方法を一緒に考えることが大切です。

　また，仕事などで時間がなくて，早食いになっている人もいますので，そういう人にはどうすれば時間がとれるか，どの食事のタイミングなら時間がとれるかなども一緒に考えていくと抵抗を生みにくいでしょう。

3 効果的な説明法

- 対 「『ゆっくり食べなさい』っていわれても，なかなか続かないなぁ」
- 支 「そうですよねぇ，なかなか続かないですよねぇ。でも実際にチャレンジして頑張っておられるんですね！そんな○○さんによい方法がありますよ！」（対象者が興味を引くように支援）

対「へぇ～，どんな方法があるんですか？」
支「例えば，……という方法があります。……をすると早食いを克服できる方が多いようです。〇〇さんが，できそうだなぁと思ったことはありましたか？」(方法を説明，実際に成功された方の例も出してみる。最後に，本人ができそうなことを，自分で選択してもらう)

4 説明に使えるツール・エビデンス

《エビデンス》
- ゆっくり食べるメリット
  食べる速さがゆっくりであるほど BMI が低い傾向にあります[2]。
- 咀嚼の効果
  咀嚼すると，減量だけでなく減量した体重の長期維持にも効果的だといわれています[3]。
  ①満腹中枢が活発化し，食べすぎを自然に抑制します。
  ②内臓脂肪分解を促し，脂肪の合成を抑えます。
  ③末梢でのエネルギー消費を促進します。
- 野菜から食べる効果
  野菜に含まれる食物繊維が糖質の分解，吸収をゆっくりにし，その結果食後の血糖値の上昇抑制とインスリン分泌の節約効果があるといわれています[4]。

《お勧めツール》
- 食器
  ①細い箸：1度にたくさん食べ物がつまめないようにする。
  ②スプーン・ナイフ・フォーク：最近では，スプーンに穴が空いていたり，ナイフが欠けていたりと早食い防止の面白グッズも販売されています。
- 箸置き
  一口ごとに箸を置く習慣をつけることで，早食い防止になります。
- メニュー
  ①骨のある魚，②殻を剥きながら食べる蟹，③固い食品など，食べる際に一手間かかるメニューにする
- その他
  ①お茶や水で食べ物を流し込まない。つい飲んでしまう人は，食事後にお茶や水をコップに入れるとよいでしょう。
  ②ハンバーガーなどのファーストフードも，優雅にフォークとナイフで食べてみる
  ③早食い克服に成功した人の例

5 まとめポイント

■ 相手の環境に応じて，「できそうなこと」を一緒に見つけて支援する
■ 同じような早食いの人の成功体験を集め，情報提供の引き出しを増やす
■ 噛むことのメリットを伝える

(兼田淳子)

3-12 悪玉コレステロールを下げるには？

1 困った質問

「悪玉コレステロールが高いといわれました。下げるにはどうすればよいですか？　薬を飲んだほうがよいのでしょうか？」と聞かれて困っています。食事療法で悪玉コレステロールがどのくらい下がるのか，栄養指導の効果がわかりません。また「薬を飲めば下がります」と答えてよいのか悩んでいます。こういった脂質異常症の人への上手な説明の仕方がありましたら教えてください。　　　　　　　　　　（栄養士）

2 NGワード！

支-① 「悪玉コレステロールが高くなると動脈硬化になりやすく危険です。薬を飲んで下げる方が動脈硬化のリスクが少なくなります」

支-② 「卵や肉を食べ過ぎていませんか？　卵などコレステロールの高い食品を食べないようにしたら下がりますよ。1日コレステロールの摂取を300 mg以下にしましょう」

《なぜよくないか・どうすればよいのか》

支-①，②

　悪玉コレステロール（LDL-C）の管理目標を，危険因子をチェックして定めることが大切です。

　冠動脈疾患を起こしたことのない場合は基本的に，3〜6か月おきに食事療法・ライフスタイルの見直しを行い，その上で管理目標値まで下がらない場合には薬物療法を考慮します。

　食事内容をよく聞き取り，コレステロールだけに着目するのではなく，飽和脂肪酸の量，不飽和脂肪酸との比率を考慮した指導を実施することが必要です。

3 効果的な説明法

対 「卵は全く食べていませんし，肉類の脂肪は極力控えているのに，悪玉コレステロールが高いといわれます。どうしたら下がりますか」

支 「食事は気をつけておられるのですね」（承認する）

> 対「薬を飲んで下げるしかないでしょうか。できれば薬はあまり飲みたくないんですよね」
> 支「最初にどのくらいまでLDL-Cを下げたらいいのかチェックしてみましょう（一緒に危険因子を数える）。あなたのLDL-Cの管理目標は140 mg/dLです。この値を目標にして，3か月から6か月くらい食事療法とライフスタイルの見直しを行ってみましょう。それでも下がらない時は，あなたにあった薬を検討していきたいと思いますが，よろしいですか」（最初に治療方針の同意をとる）
> 対「はい，でもコレステロールの多い食品は食べていないし…」
> 支「コレステロールを控えすぎるのも良くないんですよ」（脂肪酸についての説明を始める）

4 説明に使えるツール・エビデンス

● 飽和脂肪酸の上限値は7% エネルギー

　日本人は飽和脂肪酸をどの程度摂取しているのでしょう。2005年版日本人食事摂取基準の中で日本人の飽和脂肪酸摂取量の分布が初めて示されました。日本で普通に生活する場合，7% エネルギーでも十分可能と思われ，この値が上限値に設定されました。

　欧米での介入研究では，10% エネルギー未満ではLDL-コレステロールが12% 減少するのに対し，7% エネルギー未満ではより強い16% の減少が認められています[5]。

　例えば1600 kcalの指示カロリーでしたらその7% の飽和脂肪酸は約12 gになります。表に飽和脂肪酸を多く含む菓子類を示しましたが，菓子類だけで1日の飽和脂肪酸を摂取してしまいLDL-コレステロール値を高くしている人も少なくありません。肉や油料理は控えているが菓子類をよく食べる方は，これらを控えることでLDL-コレステロールの低下が期待できます。

＊例えば，朝食にディニッシュパンと牛乳，昼食に豚バラ肉を使用した焼きそば，夕食にひき肉を使用したハンバーグ，間食にシュークリームを食べたとしたら飽和脂肪酸は33g。これは指示カロリー1600kcalなら約19％エネルギーになります。7% エネルギーに近づけるように指導を行います。

表　飽和脂肪酸含有量の多い主な食品

食品	1回量	飽和脂肪酸量
バターケーキ	1個（100g）	15g
ミルクチョコレート	1枚（50g）	10g
成形ポテトチップス	1袋（60g）	8g
ショートケーキ	1個（110g）	6g
ソフトビスケット	5枚（50g）	6g
ディニッシュパン	1個（100g）	6g
シュークリーム	1個（100g）	4g
クリームパン	1個（100g）	3g
鳥もも皮（生）	100g	16g
牛ばら（輸入牛）	100g	13g
豚ばら	100g	13g
ひき肉（豚・牛）	100g	6g
牛乳	200g	5g
プロセスチーズ	1個（20g）	3g

＊1　五訂増補 日本食品標準成分表 脂肪酸成分表編の数値を基に算出
＊2　小数点以下は四捨五入

5 まとめポイント

- 対象者の危険因子に合わせた管理目標を設定し食事療法を開始する
- コレステロールの摂取と合わせて飽和脂肪酸に着目した食事指導を心がける

（松岡幸代）

● 第3章　よくある困った質問への説明法

3-13 痩せる健康食品はありますか？

1 困った質問

「運動は苦手だし，食べたいものを我慢するのもいやだから，飲むだけで痩せる健康食品とかないの？」と生活改善意欲のみられない対象者に対して，健康食品に頼らず生活改善をしてもらうにはどうしたらいいのでしょうか？
（栄養士）

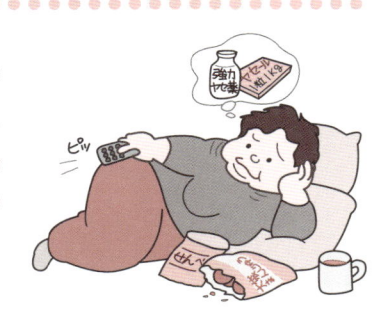

2 NGワード！

支-① 「飲むだけで痩せる健康食品があったら，みんな痩せていますよ。健康のためには，健康食品に頼らず運動や食事を見直すことが一番の方法です」

支-② 「健康食品の効果は，よくわかっていないので，試してみられたらどうでしょう」

《なぜよくないか・どうすればよいのか》

支-①，②

一般的な健康食品の有効性は，もともとの食習慣，年齢や性別などにより異なり，個人における安全性や有効性のデータが少ないなどの理由から，明確な効果は実証されていません。また，国が有効性と安全性を認めている特定保健用食品（トクホ）も，薬ではなく食品なので，生活を変えずに健康食品の利用だけで劇的な効果は得られません。しかし，飲むだけならできそうだと思った対象者の気持ちを受け止め，健康食品を生活習慣改善の足がかりとして位置づけるのも1つの方法といえます。

【ダイエットに有効とされる健康食品の特徴例】

- 摂取カロリーを減らし，足りない栄養分を補う ➡ 短期的な減量に向いている
食事制限で不足しがちな栄養素を補いながらダイエットをすることが可能
期間を限定した集中的な利用により，減量効果が実感できるため，減量の動機づけになる
- 脂肪燃焼を促す ➡ 燃焼効果を得るには運動を伴う必要あり，身体活動を増やす動機づけになる
- 腸内環境を整え便秘を解消
- 糖質吸収抑制 ➡ 血糖値が高めの人が，生活改善と合わせて利用すると効果あり
- 脂肪吸収抑制 ➡ 中性脂肪値が高めの人が，生活改善と合わせて利用すると効果あり

3 効果的な説明法

- 対「飲むと痩せるお茶って本当に効果があるの？ 効果があるなら飲んでみようかな」
- 支「○○さんのいわれているのは，このトクホのお茶ですか？ 健康情報をよくチェックされておられますね」(健康食品のガイドブックなどを用意しておくとよい)
- 対「運動は面倒だし，食事を我慢するのもいや，お茶を飲むだけならできると思ってね」
- 支「効果が期待できるかどうかは，○○さん次第です。試してみられますか？ このお茶の特徴と利用方法は…」(生活改善との併用で効果が得られることを強調する)

4 説明に使えるツール・エビデンス

● 健康食品の誇大広告にだまされない方法[6]

効果が期待できそうな魅力的なキャッチコピーがいたるところで目につきます。対象者から，「これ効くの？」といった質問を受けた際の対処方法をピックアップしました。

1) 「速効性」，「万能」，「最高のダイエット食品」
   過度の期待を持たせる表現に注意，全ての人が効果を得ることはありません。
2) 「天然」，「食品だから安心」，「全く副作用がない」
   天然のものであっても体に悪い成分を含むものや医薬品として使用されている場合もあります。他の薬と一緒に摂ると思わぬ健康被害を生じるおそれがあります。
3) 「新しい科学的進歩」，「奇跡的な治療法」，「他にない」，「秘密の成分」，「伝統医療」
   インターネット等で海外から手軽に入手できるもの中には，日本では認められていない医薬品を含むものもあります。
4) 「驚くべき体験談」，「医師などの専門家によるお墨付き」
   良くなったとしても，その健康食品だけの効果とは限らず，体験談は関係者の可能性もあり，専門家のインタビューは都合のいい部分だけを抜き出していることもあります。
5) 「ダイエットに効く○○茶（特許番号××番）」
   特許を取っていても効果が認められているわけではありません。

5 まとめポイント

■ それだけで痩せる健康食品はない，トクホであっても効果には個人差がある
■ 使用目的をはっきりさせ，利用のメリットを説明する
■ 生活改善に取り組む足がかりとして利用する
  例）脂肪燃焼効果のある飲み物を利用する場合，身体活動量の増加がなければ減量効果が得られないことを説明し，一緒に歩数計を使用することを勧める。

（藤井紀美子）

3-14 運動する時間がありません

1 困った質問

　対象者は明らかに運動不足で，血液データなどの改善に運動が効果的なことは明白なのですが，本人は「運動すればよいことはわかっているけど，忙しくて運動する時間がないのです」と運動実行に至りません。どのように伝えるとよいのか教えてください。
（保健師）

2 NGワード！

- 支-① 「運動すると内臓脂肪が減少しますので，こまめに体を動かしましょう」
- 支-② 「歩数計をつけて歩数を記録しましょう。また，通勤時には1駅手前で降りて歩いてみましょう」

《なぜよくないか・どうすればよいのか》

支-①，②

　忙しさを理由にしているのですが，実は運動する気がないのが本音でしょう。対象者にとって運動は優先順位が低いのです。対象者にとって魅力的な運動効果は何かを一緒に探すことが重要です。

　「こまめに動きましょう」などと抽象的で漠然とした指導よりも，対象者にとって魅力的な運動効果が得られる運動種目を提案するほうが実行につながりやすいものです。

　降雨・降雪・花粉など天候や季節の影響で年間を通じて継続できない場合も多いので，屋外でのウォーキング以外にも運動の選択肢があることを伝えることが大切です。

3 効果的な説明法

- 対 「忙しくて運動する時間がありません…」
- 支 「そうですか。20代の頃と比べて服のサイズに変化がありましたか？」
- 対 「昔の服はどれも入りませんね」
- 支 「週に3回くらい，1回に数分で体形を引き締めたり，痩せやすい体質になったりする運動があるのですが……知りたいですか？」（興味を持たせる）

対 「週に3回でよいのですか？　知りたいです」
支 「では，ちょっと立ってみてください。一緒にやってみましょう！」（運動実技を始める）

《その他の説明オプション（高齢者の場合）》

支 「20代の頃と比べて体力に何か変化がありましたか？」
対 「階段の昇り降りや重い物を持つことが苦手になりました」
支 「筋肉や骨を強くして転倒や介護予防の運動があるのですが……知りたいですか？」（興味を持たせる）
対 「私にもできますか？　ぜひ知りたいです」
支 「では，ちょっと立ってみてください。一緒にやってみましょう！」（運動実技を一緒に始める）

4 説明に使えるツール・エビデンス

　図1のスクワットは下半身の大きな筋肉である大腿部と臀部の筋肉を，図2のプッシュアップは上半身の大きな筋肉である大胸部と上腕の裏側部の筋肉を，それぞれ鍛えることで，筋肉の量と質を高めて運動時のエネルギー消費量の増加と，基礎代謝の向上効果を得られます。

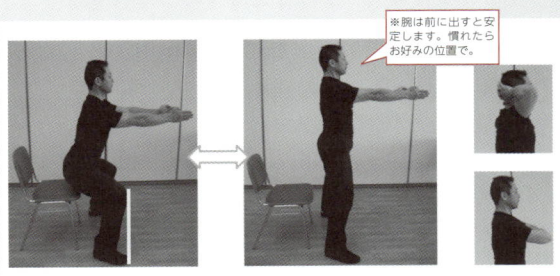

※腕は前に出すと安定します。慣れたらお好みの位置で。

◀ **スクワット（図1）**（大腿四頭筋・大臀筋の筋トレ）
　足を肩幅より広く，つま先を少し外に向け，膝もつま先と同じ方向にして，胸を張った良い姿勢で立ちます（腕の位置はお好みで）。
　息を吸いながら6秒かけて腰を下ろします。この時，お尻はイスに着けないで頑張ります。息を吐きながら2秒かけて立ち上がります。8～12回で2～3セット繰り返します。間隔を開けて週に2～3回行いましょう。

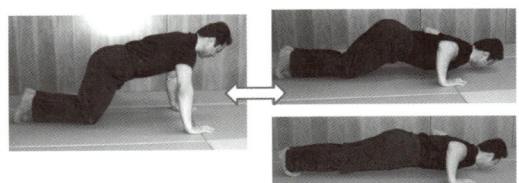

◀ **プッシュアップ（図2）**（大胸筋・上腕三頭筋の筋トレ）
　肩幅くらいに手を開き，肩・肘・手首が床から垂直に並ぶように手を着きます。息を吸いながら6秒かけて胸を床に近づけます。床を手で押し，息を吐きながら，2秒かけて元の姿勢に戻ります。8～12回で2～3セット繰り返します。間隔を開けて週に2～3回行いましょう。物足りない場合は膝を伸ばして負荷を上げてください。

5 まとめポイント

■ 一般論ではなく，対象者が興味を示して運動意欲が高まる情報を伝える
■ 複数の運動種目の中から，対象者が継続的に実施できそうな実技を提案する
■ 支援者自身も運動を行い，その効果を体感した上で，自信を持って伝える

（松井　浩）

● 第3章 よくある困った質問への説明法

3-15 運動すると疲れるんです

1 困った質問

　肥満で，運動習慣が少ない方から「運動すると疲れるんです」と言われて困っています。運動をすれば減量できるだろうとは思っているのですが，「運動してください」とは言えません。何かよい説明方法はないでしょうか？　　　　　　　　　　（保健師）

2 NGワード！

支-①「そんなことをいって気力がないんでしょ」
支-②「疲れるぐらいじゃないと効果が出ないですよ」

《なぜよくないか・どうすればよいのか》
　支-①，②のように対象者の気持ちを無視するような発言は控えましょう。まずは，「疲れる」という気持ちを受容・共感してあげることが大切です。また，運動強度や運動頻度・運動時間が原因の疲れなのか，単に気持ちが乗らないから疲れを感じているのか，十分に傾聴してあげることも大切です。

3 効果的な説明法

対「先生運動するとすぐ疲れるんです」
支「ほぉ，一度でも運動の経験があるのは素晴らしいですよ」（受容と賞賛）
対「でも，疲れるからなかなか続かないんです」
支「そんな方にも続けられる運動のコツがあるんですが聞きたいですか？」
対「そんな方法があるなら教えてください」
支「それはですね…」

《その他の説明オプション》
● 「運動」という言葉を改める
　対象者には「運動」という言葉に抵抗を感じている方も多いです。「運動」は「身体活動」のほんの一部です。表現を「健康体操」，「生活活動」，「散歩」，

72

「ボール遊び」,「ちょこちょこ動く」など,柔らかな言い回しに変化するだけでも関心を高めることができます。

●運動で疲れないための環境整備

　対象者の「疲れる」という言葉を汲み取り,疲労軽減に効果のありそうな「栄養」や「運動靴,関節を保護するスパッツ」の話など,お得感のある情報提供も効果的です。

4 説明に使えるツール・エビデンス

●日常生活活動も効果的

　厚生労働省の策定したエクササイズガイド2006には,屋内の掃除や,自転車での移動,階段の昇降や子どもと遊ぶなどの「生活活動」でも,意識的な運動と同様の減量効果が期待できると記しています。

●細切れ運動でも効果変わらず

　運動による減量効果は,連続した30分の運動でも,細切れに行った合計30分（10分×3回）の運動でも同じです。30分の連続運動よりも10分ずつの細切れ運動のほうが,疲労感も少なく集中して実施できるので,忙しい方や,疲れやすい方には特にお勧めです。運動習慣のない方や体力に自信のない方は,合計20分から始め,1月ほどの継続,成功体験を得てから合計30分に増やすようお勧めしましょう。まずは,1日の中で,いつ運動ができそうかを考えて記入していただくことが,運動の実施に効果的です。

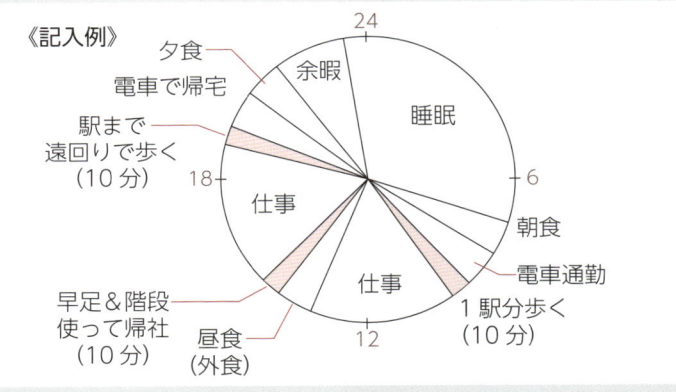

5 まとめポイント

■「これぐらいならできそう」と感じていただくことが何より大切
■ 日常の生活活動を工夫するだけでも効果あり
■ 疲れる前にやめる,細切れの運動が魅力的

（山本　孝）

● 第3章　よくある困った質問への説明法

3-16　膝が痛くて歩けない

1　困った質問

　対象者は頑張って毎日1時間のウォーキングで，血液データなどの改善効果を得たのですが，最近は膝が痛くてウォーキングを中断しています。どのような指導をすればよいのか教えてください。　　　　　　　　　　　　　　　　　　　　（保健師）

2　NGワード！

- 支-①「今は無理してウォーキングしないで，食事で減量しましょう」
- 支-②「水中ウォーキングなら，浮力で膝にかかる負担が軽減されます。近くのプールに通いましょう」

　《なぜよくないか・どうすればよいのか》

支-①では，食事だけの減量では大腿部の筋肉量が減少して，膝の状態がさらに悪化する可能性があります。また，基礎代謝が落ちて食事制限をやめた時にリバウンドしやすくなります。

支-②の場合，女性の対象者の多くは，水中ウォーキングが膝に優しいと認識していても，水着になるのが嫌で実行できずにいます。また，プール仲間とのおしゃべりの時間が増えて運動強度が下がる場合も多いのです。

　対象者の膝の状態をチェックしましょう。痛みを指標にして，実行できる運動種目を選択します。

3　効果的な説明法

- 支「イスに座ったままで結構ですから，片方の膝の曲げ伸ばしを8回行ってください」
- 対「はい……こんな感じでよいですか？」
- 支「よいですね。膝の痛みは感じますか？」（主訴である痛みに配慮）

対 「痛みは感じません」
支 「今の動作で膝に痛みを感じないのなら，あなたにお勧めの運動があります。それは，膝の状態を改善するために効果的なストレッチングと筋力トレーニングなのですが……知りたいですか」（興味を持たせる）
対 「どんな運動ですか？」
支 「では，一緒にやってみましょうか！」（運動実技を一緒に始める）

4 説明に使えるツール・エビデンス

● 膝イタ対策の運動

膝の痛みの緩和には，立った時に膝がしっかりと伸びることが重要です。図1のハムストリング・ストレッチで膝の裏側の筋肉を柔らかくして，図2のレッグエクステンションで膝を伸ばす筋力を高めることが効果的です。

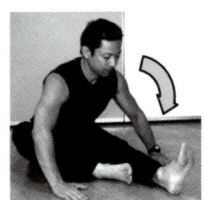

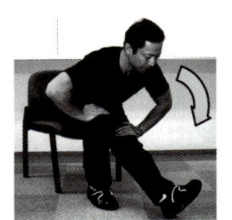

◀ （図1）ハムストリング・ストレッチ
（大腿の後部の筋肉をほぐすストレッチ）
息を吐きながら，筋肉の伸びを感じて気持ちの良いところまで上体を倒します。息を止めずに20秒以上保持します。朝晩最低2回，毎日こまめに行うほうが効果的です。

大腿後部の筋肉（大腿二頭筋・半腱様筋・半膜様筋）

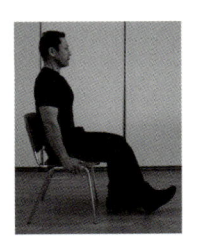

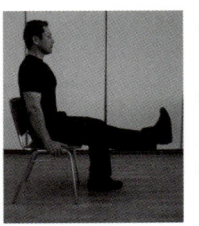

◀ （図2）レッグエクステンション
（大腿四頭筋の筋トレ）
息を吐きながら，2秒かけて踵を押し出すように右（左）脚を伸ばし，6秒かけて息を吸いながら踵が床に着かない位置まで戻します。8～12回で2～3セット繰り返します。間隔を開けて週2～3回行いましょう。

5 まとめポイント

- 対象者の膝の痛みの原因は何なのかを探り，できる運動種目を一緒に探す
- 膝痛の緩和効果のある運動種目から，対象者が継続的に実施可能な実技を提案する
- ロコモティブシンドロームとサルコペニアについて伝え，運動の重要性を認識させる

（参考資料157頁参照） （松井　浩）

《引用文献》

1) http://www.mhlw.go.jp/bunya/shakaihosho/iryouseido01/info02a.html（2011 年 7 月現在）
2) Sasaki et al : Int J Obes , 27 : 1405-10, 2003.
3) 坂田利家：よく噛み，健やかに生きる，日本味と匂学会誌，10(2)，223-28, 2003.
4) 今井佐恵子ら：糖尿病患者における食品の摂取順序による食後血糖上昇抑制効果，糖尿病，53(2)，112-5, 2010.
5) 江崎　治：飽和脂肪酸摂取基準の考え方，日本栄養・食糧学会誌，60(1)，19-52，2007.
6) 厚生労働省東北厚生局食品衛生課より抜粋

《参考文献》

3-1 ◎Muckelbauer R, et al : Promotion and provision of drinking water in schools for overweight prevention : randomized, controlled cluster trial.Pediatrics. 2009 ; 123(4): e661-7.
◎Muckelbauer R, et al : A simple dietary intervention in the school setting decreased incidence of overweight in children. Obes Facts. 2009 ; 2(5): 282-5.
◎Daniels MC, et al : Impact of water intake on energy intake and weight status: a systematic review. Nutr Rev. 2010 ; 68(9): 505-21.
◎Davy BM, et al : Water consumption reduces energy intake at a breakfast meal in obese older adults. J Am Diet Assoc. 2008 ; 108(7): 1236-9.
◎ Dennis EA, et al : Water consumption increases weight loss during a hypocaloric diet intervention in middle-aged and older adults. Obesity. 2010 ; 18(2): 300-7.

3-9 ◎塩谷英之：第 40 回神戸大学公開講座テキスト，健康の鍵は生活リズムにあり，Kobe University Repository : kernel, 2009-10.
◎榛葉繁紀：脂肪組織における時計遺伝子の機能，ファルマシア，42(6)，553-6, 2006.
◎榛葉繁紀：Wellness Letter, No.14, 5, (財)明治安田厚生事業団.

3-10 ◎He FJ et al : Effect of modest salt reduction on blood pressure : a meta-analysis of randomized trials. Implications for public health. J Hum Hypertens. 2002 ; 16(11): 761-70.
◎Cook NR et al : Long term effects of dietary sodium reduction on cardiovascular disease outcomes : observational follow-up of the trials of hypertension prevention (TOHP). BMJ. 2007 ; 28 ; 334(7599): 885-8.
◎Kusaba T, et al : Sodium restriction improves the gustatory threshold for salty taste in patients with chronic kidney disease. Kidney Int. 2009 ; 76(6): 638-43.

3-13 ◎独立行政法人 国立健康・栄養研究所（「健康食品」の安全性・有効性情報）
http://hfnet.nih.go.jp/（2011 年 7 月現在）
◎厚生労働省（食品安全情報）
http://www.mhlw.go.jp/topics/bukyoku/iyaku/syoku-anzen/index.html（2011年7月現在）
◎東京都健康局食品医薬品安全部（いわゆる健康食品ナビ）
http://www.fukushihoken.metro.tokyo.jp/anzen/supply/index.html（2011 年 7 月現在）
◎小内　亨：健康食品の見分け方　その情報の問題と対処法，日本補完代替医療学会誌，2(1)，23-36，2005.
◎橋詰直孝監：ヘルスケアプロフェッショナルのためのメタボリックシンドローム Q＆A，医歯薬出版，2008.

3-14 ◎坂根直樹 松井浩：目で見て分かる糖尿病3　もしも100人の糖尿病村があったら―あなたが変わる運動のコツ―，診断と治療社，2003.

第4章 困った対象者への対応法 —ステージ別対応—

● 第4章 困った対象者への対応法 —ステージ別対応—

Case ① お酒を減らせない男性への対応
（無関心期）

〈1〉 気になる対応

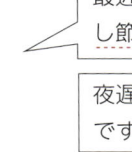

- 最近，肝機能データが悪くなってきましたね。少し節酒してみませんか？ ❶
- 夜遅くに仕事が終わった時の，唯一の楽しみなんですよ！
- 夜遅いのだったら，余計に節酒をお勧めします。毎日どれくらい飲みますか？ 家と外では違いますか？
- 家では夕食前にロング缶1本，寝る前に焼酎をロックで。外で飲む時はその時によって。
- やはり減らされたほうが…。やめるのではなく減らすだけですよ。ダメですか？ ❷
- 量を気にしながら飲むのってなんかねぇ…
- それなら，休肝日はどうですか？ ❸
- でも，休肝日に誘われたら断れないし…
- 合併症が出たら，飲めなくなりますよ。その時に後悔しても遅いですよ。

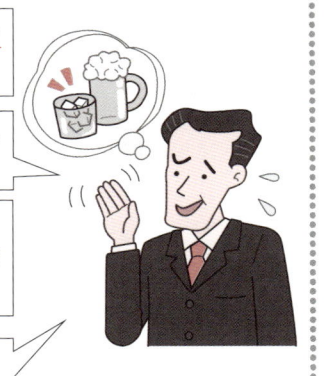

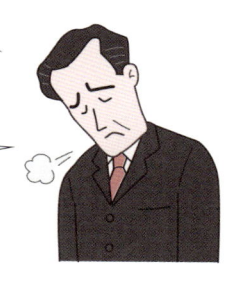

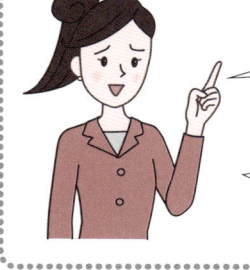

NGポイント

❶：
アルコールは食事と異なり嗜好品なので，飲用には，個人の意思が大きく反映されています。気持ちを聞く前に，いきなり"減らしましょう"と介入されると，対象者は主体性を無視された気持ちになり，面接における信頼の構築が難しくなります。

❷：
飲酒量は，日によって違うこともあるので，「家で飲む時は？」「たくさん飲む時は？」と，分けて聞かれたほうが対象者は答えやすいようです。

❸：
対象者は，否定的な言葉をいいながらも，実際にできるか否かを考えていることがあります。沈黙している時は，考えている可能性が高いので「減らすのがだめなら，休肝日は？」などと追いたてるような声かけはしないで待ってみましょう。

〈2〉あなたの指導ポイントは?

あなたはこのケースに，どんなことを説明しますか？
- 節酒による検査値への効果（血圧・血糖他）
- 節酒による減量効果
- 適正量と休肝日について
- 節酒と生活リズム
- アルコールとカロリー

〈3〉ステージはどのあたり？

無関心期 まだ変える気になっていない

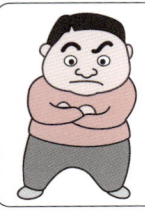

《ステージ見極めのポイント》
飲酒に対して「どこも悪くないのだから減らす必要はない」「飲むのが仕事だ」「いつでもやめられる」「飲めないなら死んだほうがマシ」等の否定的な発言が多い。

Keyword　漠然とした不安

【無関心期の対応】
※ いきなり説明をするのではなく，変えられない気持ちを確認する。
※ 生活改善を取り入れることへの不安（酒を減らしたら眠れなくなる）や心配（イライラする）を理解する。
※ 気持ちを変えるきっかけになれば…と一方的に大量の情報提供はしない。

〈4〉対象者に聞いているのはどんなこと？

- アルコールに対する思いやスタンスのある人は，概ね自分の適正量を把握していることもあります。しかし，たいていは面接で尋ねられて初めて考える人が多いので保健指導は自分にとっての適正量を考え直すよいチャンスとなります。ところが実際には，そうした「考え」を確認することより，アルコール量や飲む時間，いっしょに食べる肴などを聞いていることが多いようです。

あなたが大好きなビール（またはケーキ）を，「血圧のためには，減らしたほうがいい」と勧められました。どんな気持ちになりますか？

1. 「そうだな」と，減らす方法を考える
2. "ビールを愛する気持ちが理解されない"と心を閉ざす
3. "いやだ"と言っているのに！と怒る

● 第4章 困った対象者への対応法 —ステージ別対応—

〈5〉効果的な言葉かけ

> 今日は，いくつになってもお酒を楽しむことについて，話をしてもよろしいですか？ ❹

いいですよ。

> Aさんにとってアルコールを飲み続けるメリットは何ですか？ ❺

そうですね〜（メリットをあげる）

> ありがとうございます。今の飲み方を続けることについての不安はありますか？

ないわけではありません。

> アルコールには，①減らす②やめる③これからも飲み続けるの3つの付き合い方があります。どうされますか？ ❻

やめたくないですね。ところで節酒の効果は，本当のところどのくらいあるんですか？

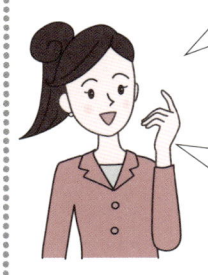

> 少し血圧が高めの方が節酒すると，2週間ほどで収縮期血圧が約5 mmHg下がったというデータがあります[1] ❼

意外と少ないですね。

> 確かに，節酒による血圧降下の効果は少ないかもしれません。しかし，5年，10年と積算すると大きな予防効果を生むと考えます。

長生きして飲むためには，計画的に飲め！ということですね。

> ご理解ありがとうございます。

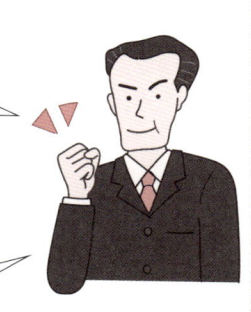

〈6〉指導のヒント

❹：お酒を楽しむことについて話をしてもよろしいですか？

面接契約を結ぶ。これは支援者の「これからアルコールについて話をしますが，いいですか？」に対し，「はい」と対象者が答えることで成立します。こうした確認を最初にしておくと，話が脱線した際に，修復しやすくなります（例：アルコールの話に戻りますね）。

Case1：お酒を減らせない男性への対応（無関心期）

❺：アルコールを飲み続けるメリットは何ですか？

飲酒のメリットを尋ねることで，対象者の飲酒に対する考えや対応の確認を促し，デメリットはあえて尋ねないようにします。意識や飲酒時の状況から，節酒を妨げている問題点（刺激）を見つけ出し，解決策を考える手立てとします。

❻：①減らす②やめる③飲み続ける の3つの付き合い方があります。どうされますか？

付き合い方の方向性を ①減らす②やめる③飲み続ける から選択してもらいます。
選択肢は多すぎると迷うので3択まで。
「飲み続ける」という選択肢があることに気づくことが重要です。
"身体を壊さずにこの先も，一生楽しく飲み続けるにはどうしていったらよいか"と，真剣に考えるきっかけとなります。

❼：少し血圧が高めの方が節酒すると，2週間ほどで収縮期血圧が約5mmHg下がったというデータがあります

「節酒の血圧への効果」を尋ねた人が求める答えはどれでしょうか。
　1）人によって効果は異なるが，できるだけ減らしてみましょう
　2）次回の面談まで禁酒して，様子を見ましょう
　3）節酒をすると，お酒の肴のカロリーも減らすことができます
　4）2週間減らすと効果が出ます…と言い切る
はぐらかさないで数値で示されると，人は納得しやすくなります。
エビデンスのある的確な情報提供が重要です。

ここがポイント！

1．飲酒に対する意識を確認する
2．減らす・やめる・飲み続ける から選択
3．既存の情報より，本人が知りたい情報に的確に対応する

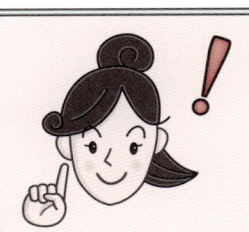

（佐野喜子）

● 第4章 困った対象者への対応法 —ステージ別対応—

Case ② 運動する時間がない男性への対応
（関心期）

〈1〉気になる対応

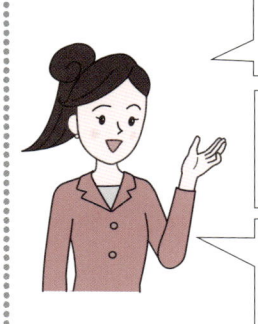

> 減量の達成には，運動を取り入れることが重要です。運動についてはいかがですか？

> 体を動かすことは嫌いではないので，若い頃は結構，やっていました。❶ でも，今は忙しくてね。なかなか時間がとれません。❷

> 運動といっても，特別に時間をとる必要はありません。皆さん，通勤の途中とか，昼休みを利用しています。

> そうですね〜…

> 最初はこれ以上疲れが溜まったら，仕事にならないとか体が痛くならないか…等と心配されますが，❸ 多くの方は始めてよかったと話されます。

> はあ〜

> 無理のない程度，「できること」から始めてみませんか。

> 「できること」ねえ〜

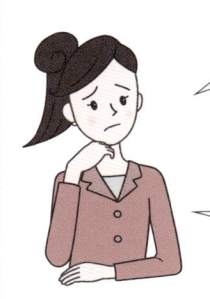

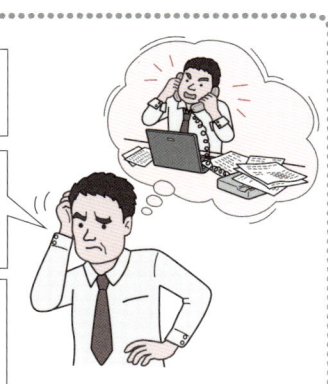

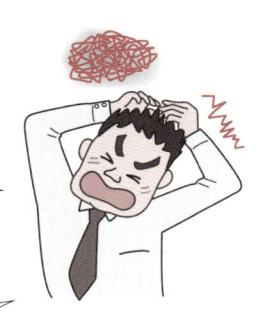

NGポイント

❶：
「若い頃は〜」というセリフは，以前に運動をやっていたことが伺え，"運動がキライ，嫌だ！"という人ではないことがわかります。また，「結構やっていました」というセリフには，自分から見ても満足いくような内容であったことが伺えます。対象者は，運動の楽しさや爽快感を知っている可能性が高いかもしれません。

❷：
「今は忙しくてね。なかなか時間がとれません」…「生活に運動を取り入れる」ということを，対象者が，以前やっていた「運動」と考えているとしたら，「日常生活の活動量を増やす」ことと考える支援者との間に，格差が生じています。"以前と同様の運動をするには，時間がない"と考えているのかもしれません。

❸：
「最初は〜と心配されます」は，支援者の憶測です。対象者は"その筋肉痛こそが運動の証"と考えているかもしれません。運動を懸念する理由を，支援者の思い込みで決めないほうがベターです。

〈2〉あなたの指導ポイントは？

＊医療スタッフ（保健師・看護師・管理栄養士）50人に，『忙しくて運動できない人に対する指導ポイント』を3つ列挙してもらいました。あなたの指導と共通するところがありますか？

- 運動による検査値への効果（血圧・血糖他）
- 運動による減量効果
- 減量目標に沿った運動量の提示
- 運動の必要性（消費エネルギー）
- 運動のストレス解消効果
- 運動の好き嫌い
- 運動に関する行動変容ステージの確認

〈3〉ステージはどのあたり？

関心期 必要は感じているが行動変化はない

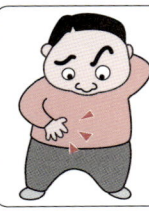

《ステージ見極めのポイント》
運動に対して，必要性は感じているが「忙しい」「時間がない」「介護がある」「寒いから歩けない」等のできない理由（言い訳）が多い。

Keyword 迷っている

【関心期の対応】

＊「改善できない」という生活ポリシーを受けとめ，そのことを言葉で伝える。
＊「〜だから○○をしましょう」の連発はしない。

〈4〉対象者に聞いているのはどんなこと？

- 対象者と同様に仕事を持っている支援者は，運動ができない理由に「忙しい」，「時間がない」，「今はムリ！」を挙げられると，その状況が理解できるがゆえに，先に進めにくいといいます。そのため，少し弱めの対応＝"できることを探してみましょう"になることが多くなります。

もし，あなたが「運動することに対して，忙しい！時間がない！と『断り』の意思を伝えたのに，"できることをやりましょう"と支援者に言われた場合，どんな気持ちになりますか。

1. 「できること」を探し直す
2. "支援者は私の状況を理解してくれない"と心を閉ざす
3. "できない"と言っているのに！と怒る

〈5〉 効果的な言葉かけ

> 体重管理をするうえでエネルギーの IN（食事）と OUT（運動）の管理は重要なポイントです。もし、生活に運動を取り入れるとしたら、どんなことにチャレンジされますか？

> 手軽なのはウォーキングでしょうか…。でも今は忙しくて、運動のために時間をとることは無理ですよ。

> 運動をすることで、仕事に支障が出ては困りますね。そういう方にも、取り入れやすい、しかも効果のでるウォーキングのコツがあります。

> ふ〜ん、どんなこと？

> ➡（1 日の生活時間表を見ながら）これが○○さんの生活パターンですが、この中に 15 分×2 回または 10 分×3 回の時間を組み入れることは可能ですか？ ❹

> う〜ん、そうだ……（いろいろ考えてから）こことここなら 15 分いけそうだな。でも運動は 30 分続けないと、効果がないって聞いたけれど…

> ウォーキングの目標が減量の場合、速歩（4 メッツ）で、週に 150 分することで 1 か月に 1〜2 ％の内臓脂肪減少が期待できます。❺ 平日 5 日間でチャレンジするとしたら、150 分÷5 日→30 分／日になります。

> それくらいなら、できそうな気がするな。

> その代わり、10 分（歩数でいうと 1000 歩）は、しっかり歩いてください。そこが効果を出すコツです！ ❻

> そうですね、何もしないよりいいですね。

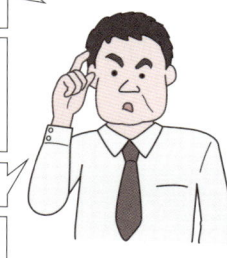

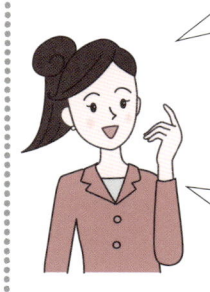

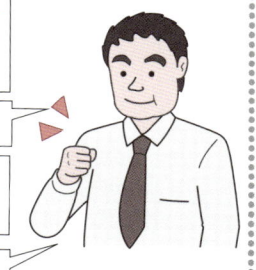

〈6〉 指導のヒント

❹：
運動の時間を
生活のどこに
組み入れますか

「1 日 30 分の速歩」をどこに組み込むかは【1 日の生活時間表】を用いて視覚的に探します⇒**〈見える化〉**。
1) 24 時間をザックリ記入してもらうと意外と"時間の隙間"が多いことに気づくことができます
2) "朝夕 15 分ずつ"または"10 分×3 回"をコーディネイトします

― Case2；運動する時間がない男性への対応（関心期）●

❺：
目標は
速歩を週 150 分
（1 日に 30 分）
1 か月で 1～2％
の内臓脂肪減少が
期待できる

「なるべく歩く」を目標にすると歩いた距離や時間を評価できないので，実践に結びつきません。期待する効果（メタボ解消・健康づくり）を達成するための実数値を提示しましょう。

◆内臓脂肪を減らす　速歩 150 分以上 / 週⇒例：まず平日 30 分 / 日から
◆健康増進　　　　　速歩　60 分以上 / 週⇒例：まず週末 30 分 / 日から[2]

❻：
速歩 10 分（歩数
で 1000 歩）は
しっかり歩いて
ください

毎日のセルフモニタリングは，歩数計や時間などの実質的な数値で評価します。まずは習慣化が目的なので，実践可能な時間をしっかり歩くことを約束します。

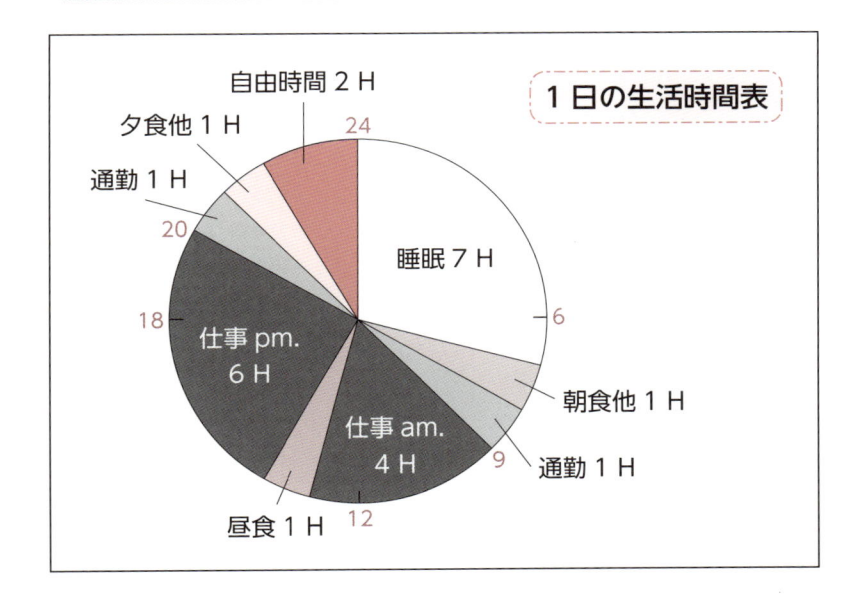

1 日の生活時間表

- 睡眠 7 H
- 朝食他 1 H
- 通勤 1 H
- 仕事 am. 4 H
- 昼食 1 H
- 仕事 pm. 6 H
- 通勤 1 H
- 夕食他 1 H
- 自由時間 2 H

ここがポイント！

1. 忙しい人には，運動の効果より，効果のでる方法を具体的な数値で示す
2. 生活をライフバランスで確認する（見える化）
3. 健康習慣を生活時間に組み入れる（設計）

（佐野喜子）

85

● 第4章 困った対象者への対応法 —ステージ別対応—

Case ③ 健康情報に左右される女性への対応
（準備期）

〈1〉 気になる対応

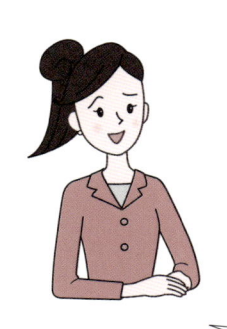

> 私の場合，食事の前と後，どちらに歩いたほうがいいですか？

> いろいろな場合がありますので，優劣はつけにくいですが，それぞれに効果はあります。気にされたのはなぜですか。 ❶

> 食事の後で，歩いているんですが，職場の人が食前に歩いて痩せた！と，聞いたもので…

> 今はどれくらい歩いていますか？ ❷

> 夕食後に小一時間…

> 毎日ですか？ ❸

> いえ，できる時に…

> 運動の効果は実践して初めて出るものです。まずは毎日歩くことを習慣化しましょう。1時間が無理だったら30分でもよいと思いますが，いかがですか？ ❹

> そうですね〜

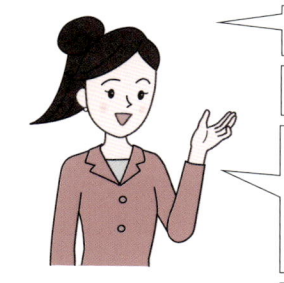

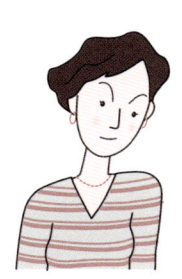

NGポイント

❶：
"正確な内容"にこだわりすぎて答えの的をぼやかすと，対象者は，はぐらかされた感がぬぐえません。この場合，運動に期待する効果（血糖を下げたい，減量など）が確認できれば，対象者が期待した回答を提供できるはずです。

❷，❸，❹：
運動の効果は，「習慣の定着化と実践量に比例する」と思っているあなたが"どれくらいやっているの？"と，懸念の意を持って対応すれば，そのニュアンスは相手に伝わってしまいます。

〈2〉ステージはどのあたり？

準備期
自分なりに行動変化はできているが，成果に結びつかない場合が多い

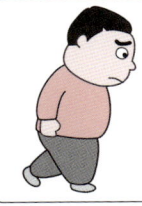

《ステージ見極めのポイント》
生活改善に対して「なるべく気をつける」「できるときにやる」「誘われると断れない」「〇〇しようとしているが，つい…」等の効果に結びつかない内容が多い。

Keyword
自信がない

【準備期の対応】
* 「やろう」と思う気持ちを称賛する。
* 行動内容が間違っていてもすぐに訂正せずに，実践の事実を認める。
* 実践した時の気持ちに焦点を当て，達成感を思い出してもらうことで，やる気と自信を高める。

〈3〉対象者に聞いているのはどんなこと？

- 情報の出どころや内容の精度を確認していることが多いようです。対象者の理解度や期待する効果を把握することは大切ですが，実践意欲をそがないためにも"チェックされてるな"と感じさせない尋ね方を意識します。
- 対象者は安易な方法を探しているのではなく，最善の方法を模索しているのだと理解します。

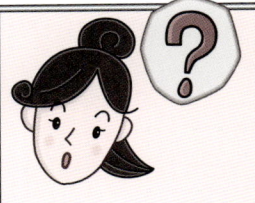

あなたは 初めて生活改善にチャレンジし始めたところです。いざ始めてみたら，意外と不明なことが多く，迷いが出てきました。
どんな専門家に相談したいですか。

1. 自分が話すことを，"ただ聞いてくれる人"に相談したい
2. 実践内容があっているか，確認してくれたり，"自分の考えを整理してくれる人"に相談したい
3. 今の私に"最善の方法を提示してくれる人"に相談したい

〈4〉効果的な言葉かけ

- 私の場合,食事の前と後,どちらに歩いたほうがいいですか?
- ご自身の疾病に関して疑問や情報を持っていただけると,スタッフとしてうれしく思います。Hさんが運動に期待することは? ❺
- もちろん,血糖値よ。
- 「血糖の安定」が重要なのですね。ところでHさんの場合,食前に歩くメリットは何ですか? ❻
- 先に歩いたら,食事時間がゆっくりとれるわ。それに食欲が減るって聞いたの。
- では食後に歩くメリットは? ❼
- 家事を終えてからになるので,時間を気にせず歩けるわ。
- 平日に仕事を持っているHさんが,夕食前後に歩く場合,どちらが支障なく歩けそうですか? ❽
- 【歩く】という気持ちさえあれば,食後に歩くほうが確実ね。
- 食後血糖のコントロールという効果も期待できます。
- でも,食後だとダイエットという効果は期待できないわね。
- 休日に,食前を実践してみて,比較されてはいかがですか? ❾
- 休みの日なら,午前中という手もありそうね。
- いいアイデアですね。夜とは違う景色が楽しめそうですね.どこか候補はありますか? ❿
- 行ってみたかった梅や桜の名所,○○川の土手,〜など,本当は,休日はお休みしようと思っていたんですが,レクリエーションにすればいいのね。
- 素敵なアイデアです.比較された結果を次回楽しみにしています。

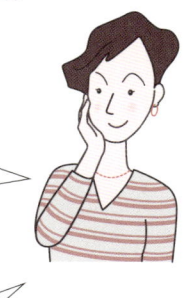

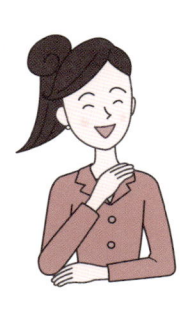

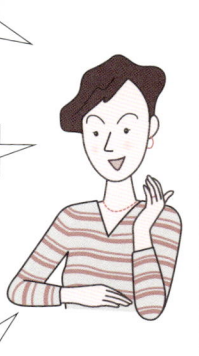

〈5〉指導のヒント

❺：Hさんが，運動に期待することは何ですか？

対象者には，新しい情報に出会うと，とりあえず新規保存するので，フォルダーばかりが増え，整理がつかないタイプがいます。
その情報を何のために取り入れたいのか，という「目的」を，最初に確認しておきます。

❻，❼：食前に歩くメリットは何ですか？食後に歩くメリットは何ですか？

対象者が，自分の持っている思いや疑問を整理できるように，気になる情報のメリットやデメリットについて話すようにうながします。

❽：どちらが支障なく歩けそうですか？

効果のある方法につい，目が行きがちですが，継続可能でないと改善効果は望めません。
実行可能性の高い方法はどれなのか，を本人に精査してもらいます。

❾：実践してみて，比較されてはいかがですか？

"サッサと手がけたほうがやる気が起こるタイプ"や，"始めるまでに時間がかかるタイプ"がいます。対象者は，後のタイプに近いため，「始めてからでも修正可能」は一歩が踏み出しやすい一言となります。ただし，単なる判断の先延ばしにならないよう，判断する期日を決めておきます。

❿：いいアイデアですね。どこか候補はありますか？

実行可能性を高めるために，実際の行動をイメージしてもらいます。候補地の名前や行き方，どんなふうに歩くか，誰を誘うかなど，具体的であるほど，実行度は高まります。
なお，雨天時の代替え案も考えておくと，計画倒れにならずにすみます。

ここがポイント！

1. 情報への期待を聞き，本来の目的を確認する
2. 気になる情報のメリット・デメリットを尋ねる
3. 実行可能性・優先順位を考えて絞り込む

（佐野喜子）

● 第4章 困った対象者への対応法 —ステージ別対応—

Case ④ 効果が実感できない女性への対応
（実行期）

〈1〉気になる対応

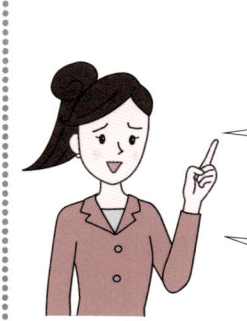

女性相談者：大好きなお菓子を控えて，歩いているのに，体重が減らないんです。痩せにくい体質なんでしょうか？

保健師：どれくらい歩いていますか？ ❶

女性相談者：速歩で毎日30分です。

保健師：お菓子はどれくらい減らしたんですか？ ❷

女性相談者：午前中のおやつを減らしました。

保健師：やめてはいないんですね？

保健師：やめないと，やはり減りませんか？

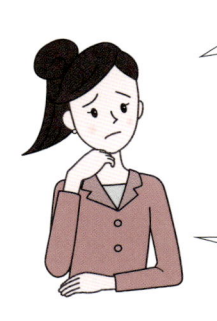

保健師：そうですね，1日のカロリーがマイナスにならないと体重の減少につながりません。もう少し，運動量を増やすか午後のおやつも調整しないと減り始めないかもしれません。❸

女性相談者：午後のお菓子を楽しみに，午前中を我慢してるんです。楽しみがなくなったら続ける自信が…

保健師：それではお菓子以外のことを探しましょうか。❹

女性相談者：ほかの人もこんなに頑張らないと減量できないんですか。

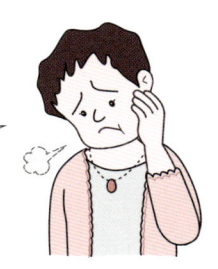

NGポイント

❶，❷：
疑問を持ったり，自信を失いかけてはいる対象者ですが，この時点ではまだ「やめたい」と思っていません。「効果が出ない」場合，"実践内容"または"本当に実践しているのか"の確認は必須ですが，相談者の努力を配慮した言葉かけを心がけます。

❸：
カロリー上の説明しかしていないばかりか，運動量（速歩）を増やすメリットについての説明がありません。これでは対象者に「負担増」の印象しか伝わりません。

❹：
効果は出ていなくても，対象者なりに頑張っている気持ちを受け止めていません。

〈2〉 ステージはどのあたり？

実行期
適切な行動変化がまだ十分に身についていない

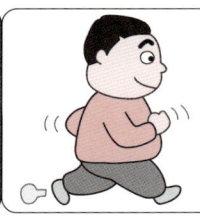

《ステージ見極めのポイント》
生活改善に対して「通勤の自転車をやめ，歩いている」「3杯目以降はウーロン茶にしている」「お菓子を買うのは週末にした」等の具体的なメニューを話す。

Keyword
もっと知りたい

＊改善行動を実践しながらも「効果が実感できない」「このままで減量できるのか」などの不安要素が高いのは，「実行期」の特徴です。生活に組み込んで間もない時期（6か月以内）は，成果を上げたい気持ちが高いので良い方法があったら「もっと知りたい」という欲求が高まっています。

【実行期の対応】

＊ドロップアウト防止策（逆戻りが起こる場面を想像し，代替案を決めておく）を一緒に考える。

〈3〉対象者に聞いているのはどんなこと？

●対象者と同種のチャレンジで，成果を上げているケースを見ている支援者は，うまくいかない原因を対象者に見出そうとします。面接では，行動内容や実践状況の確認は不可欠ですが，手応えを感じられない残念な気持ちを受け止められないと，実践者のモチベーションを下げる結果を招きます。

もし，あなたが，自分なりに生活改善のため血糖コントロールにチャレンジしているのに，思うように下がらない場合，専門職にどんなことを期待しますか？

1．チェックはいらない，ただ「大丈夫！」と励ましてほしい
2．実践内容があっているか，確認してほしい
3．実践内容だけでなく，うまくいかない状況をトータルに見た上でのアドバイスがほしい

〈4〉効果的な言葉かけ

> 大好きなお菓子を控え，歩いてもいるのに，思うように体重が減りません。痩せにくい体質なんでしょうか。

> 努力されているのに，期待した成果が出ないとがっかりした気持ちになりますね．何かチャレンジを始めると，気持ちが効果を期待します．ところが，身体は新しい習慣に慣れるまでに時間がかかるんです．❺

> そうなんですか…でも1か月も効果がないと，やめたくなります．

> そうですね．カロリーがマイナスになった日から減量効果が現われれば励みになるのですが，身体も維持しようと頑張るんです．❻ 確認のために，実践内容を教えていただけますか．

> 1日30分の速歩きと，午前中の間食（和菓子）を止めました．

> 計算では，速歩き30分（60 kg）で−120 kcal/日，間食−150 kcal/日なので1か月で−1 kgの減量効果になります．❼

> えっ，それだけの効果なんですか？

> しかし，1日2メッツの運動に値しますので，内臓脂肪を減らす効果もあります．今のマイナスの状況を継続されれば，ゆっくりでも確実に効果は出ます．最終的な減量目標はどれくらいですか？

> 3か月で−5 kgです．これ以上，他に何をすればいいんですか？

> 新しいことより，今実践していることを少し増やすほうが簡単です．❽ 脂肪燃焼という点では，速歩を+20分することがお勧めです．

> 続くかしら…

> 時間的に支障がないようなら，まず3日間チャレンジしてみて，それから決めてはいかがですか？ ❾

> そうですね．やってみなくてはわからないですね．

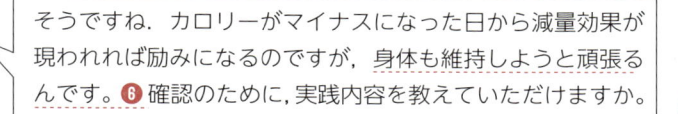

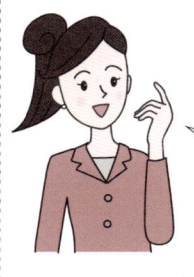

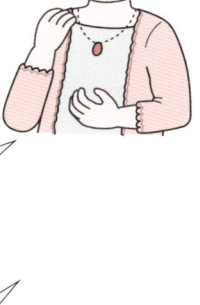

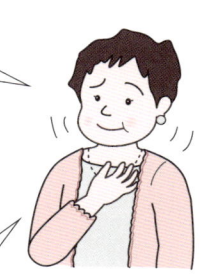

Case4；効果が実感できない女性への対応（実行期）

〈5〉指導のヒント

❺：
気持ちが効果を期待しますが，身体は~時間がかかります。
❻：
身体も維持しようと頑張るんです

まずは，本人が自分を責めることなく，前向きな気持ちになれるように言葉をかけます。
支援者は，対象者の結果への過度な期待と実践度のギャップを見つけるとすぐに是正したくなりますが，"何とか目的を達成したい"という対象者のモチベーションを尊重しましょう。

❼：
速歩きと間食で1か月で−1kgの減量効果です

実践行動と減量効果の評価を行います。マッチしていない場合は，具体的な数値を明示し，実践行動の再検討を行います。内容の評価に加え，実践状況における障害の有無（時間の有無や負担感など）についても検討しておきましょう。

❽：
新しいことより，今実践していることを少し増やすことが簡単です。

対象者は「効果が出ない」と悩みながらも，改善行動の継続者です。新規のチャレンジで不安を持つより，現状の実践効果を深めるメリットを伝えます。

❾：
まず3日間チャレンジしてみて，それから決めたらいかがですか？

"あなたはすでにチャレンジャー，こんな考え方もできますよ"と，前向きな方向性を提案するのも一案です。
悩んでいる対象者にとって，専門家の後押しは目標達成への自信となりえます。

ここがポイント！

1. 本人が自分を責めることなく前向きな気持ちになれるよう支援する
2. 目標と改善行動の評価と再検討を提案する
3. 迷っている対象者にとって，専門家の後押しは，目標達成への自信となる

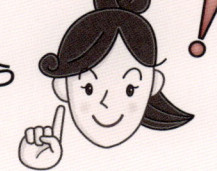

（佐野喜子）

● 第4章 困った対象者への対応法―ステージ別対応―

Case ⑤ 運動しすぎる男性への対応
（実行期・維持期）

〈1〉気になる対応

> 以前に比べ，かなり運動量が増えているようですが，無理してませんか？ ❶

> いえ，やればやるほど，運動能力がつくような気がして…。もっと早くから，やっていればよかった…と後悔してます。確実に時間が取れるように，仕事より先に予定を入れてます。

> 運動は生活の一部ですので，仕事とのバランスが大切です。それに，運動は量だけでなく，内容（質）も重要です。 ❷

> ジムでは，一応お奨めメニューに従っていますよ。2割増しでやっているけれど…。

> 必要以上の運動は，かえって逆効果の場合もありますよ。 ❸

> でも，疲れ果てて動けない感じではないけれど…。

> 実践効果が最大限活かされる方法で進めてみませんか。その方が身体に負担が少ないので，継続しやすいんです。どんなにいい運動でも，続かないと効果ないですから。 ❹

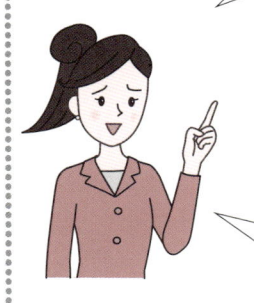

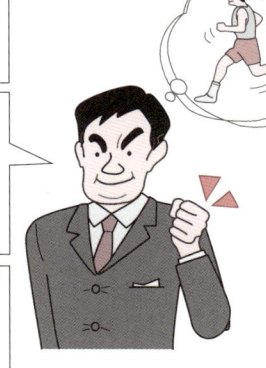

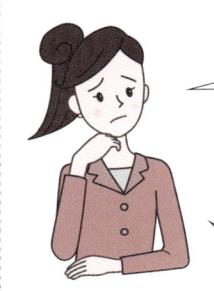

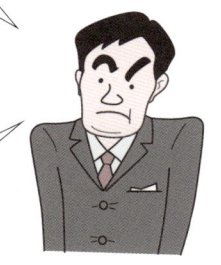

NGポイント

❶：
対象者は薦められた運動を実践しているのに，支援者はそれを称賛することもなく，わずかな危険的要素をキャッチすると抑えにかかります。対象者の"やる気"がそがれる一因です。現在の取り組みを継続することが，これからの人生において，意味のある行動であることを伝えます。

❷，❸：
対象者がそこに至った理由も確認せずに，情報をストレートに伝えています。バーンアウト回避のためにも，頑張っている人には，単なる情報提供ではなく，生活を振り返られるような質問を投げかけます。

❹：
高い目標によってモチベーションを高め，一度決めたら自分で活路を切り開いていくタイプにとって，選択権のない指導的アプローチは禁句。見解の相違の埋め方がポイントになります。

〈2〉ステージはどのあたり？

実行期	維持期
適切な行動変化がまだ十分に身についていない	望ましいケアが継続され効果も実感できている
Keyword	Keyword
もっと知りたい	後戻りしたくない

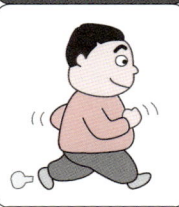

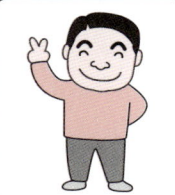

【実行期・維持期の対応】

* 自分自身の中でうまくいき始めている。気持ちが高まっている → 滞りたくない気持ちが強い。
  ↓
  できない時にはどう対応するか（代替案）をあらかじめ，考えておく（脱落防止対策）。

* 自分に厳しい人は，できていても自分の評価を低くする場合がある。
  ↓
  続いていることを認めるプラスメッセージを発信する。

* もっと効果がでる改善行動があったらチャレンジしたい。
  ↓
  やり過ぎていないかをチェックする。

〈3〉対象者に聞いているのはどんなこと？

● 支援者はどうしても量や方法に視点を置いて尋ねてしまいます。ところが，やり過ぎる傾向のある対象者に，危険性を注意しても概ね修正されません。むしろ，その行動を取り入れたきっかけや変化を振り返ることで，自己の成長度に気づいてもらうのも一手です（「北風と太陽」のように…）。

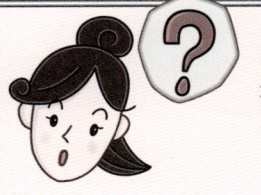

あなたが週末にサイクリングを始めて，半年がたちました。会社までは電車で30分。一度自転車でチャレンジしようと思っています。その時には，どんな地図があったらいいですか？

1．最短ルートが示された地図
2．危険な個所が赤字でマークしてある地図
3．面白いホットスポットがマークしてある地図

〈4〉効果的な言葉かけ

> 運動を生活に取り入れた生活はどんな感じですか？ ❺

> 自分なんかもう…と思っていたんですが運動能力は，やればまだ伸びる感じがします。もっと早くから，やっていれば…と後悔してます。今は，仕事より先に予定を入れてます。

> 仕事と同様に，自分のための時間を大切にされているんですね。❻ ところで最終的な目標は，どんなことですか？ ❼

> 電車通勤を自転車に替えられたら…と。

> 素敵な目標を立てられましたね。そのための第一段階はどうしていきましょうか？ ❽

> え〜？ 段階的にどうこうなんて考えてなかったなぁ。新しい自転車や，経路のことは考えたけれど…。

> しっかりとした目標を持っているからこそ，段階ごとの手応えを計画的に確認しておくことが重要です。そうすることで，今後もし何かの都合で少し中断したとしても，再開するポイントやペースの目安がつけやすくなります。❾

> なるほどね。

> われわれがお手伝いできることはありますか？ ❿

> また，報告を聞いてください。

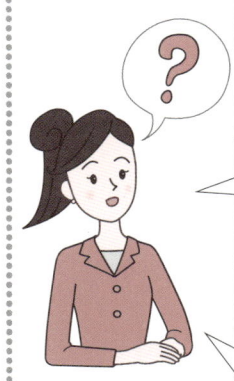

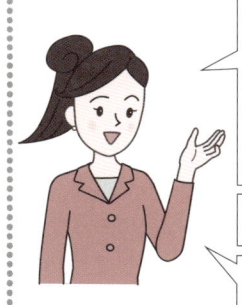

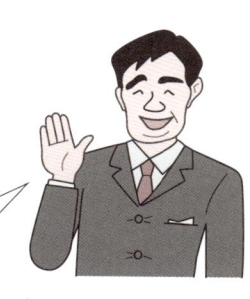

〈5〉指導のヒント

❺：どんな感じですか
生活改善を取り入れることで，どのような効果が実感できているのかを確認します。

❻：仕事と同様に自分のための時間を大切にされているんですね
運動も仕事もどちらも重要，このバランスが大事であることをアピールします。

❼：最終的な目標はどんなことですか	煮詰まっている状況を脱するために，対象者の目指すゴールを確認します。頑張りすぎている人は，今後目標をどんどん高めてしまう危険性があるので，最終的な目標を意識してもらうために，尋ねておきます。
❽：第一段階はどうしていきましょうか？	頑張るからには，結果を出したいのは誰でも同じです。スタート時は計画的であっても，いざやり始めるとその辺の整理が難しくなりがちです。段階的な目安を対象者の言葉で確認しておきます。
❾：もし何かの都合で少し中断したとしても，再開するポイントやペースの目安がつけやすくなります	実行期はその改善行動が，まだ生活の一部になりきれていないので，できない場合の代替案や中断した際の再開ポイントを確認しておく必要があります。プライドが傷つかないよう，"もし～"という仮定形で尋ねましょう。
❿：われわれがお手伝いできることはありますか	高い目標をかかげる人は，なかなか人にヘルプが出せません。「手伝う」といっても，実際に何かを手伝ってもらうというのではなく，自分の頑張りを見守ってくれる存在の重要性を伝えます。

ここがポイント！

1. 頑張る気持ちを受容しよう
2. 段階を追って進める「計画の重要性」を確認する
3. できない場合の代替案や中断した際の再開ポイントを検討しておく

（佐野喜子）

● 第4章 困った対象者への対応法 ―ステージ別対応―

Case ⑥ リバウンドした女性への対応

〈1〉気になる対応

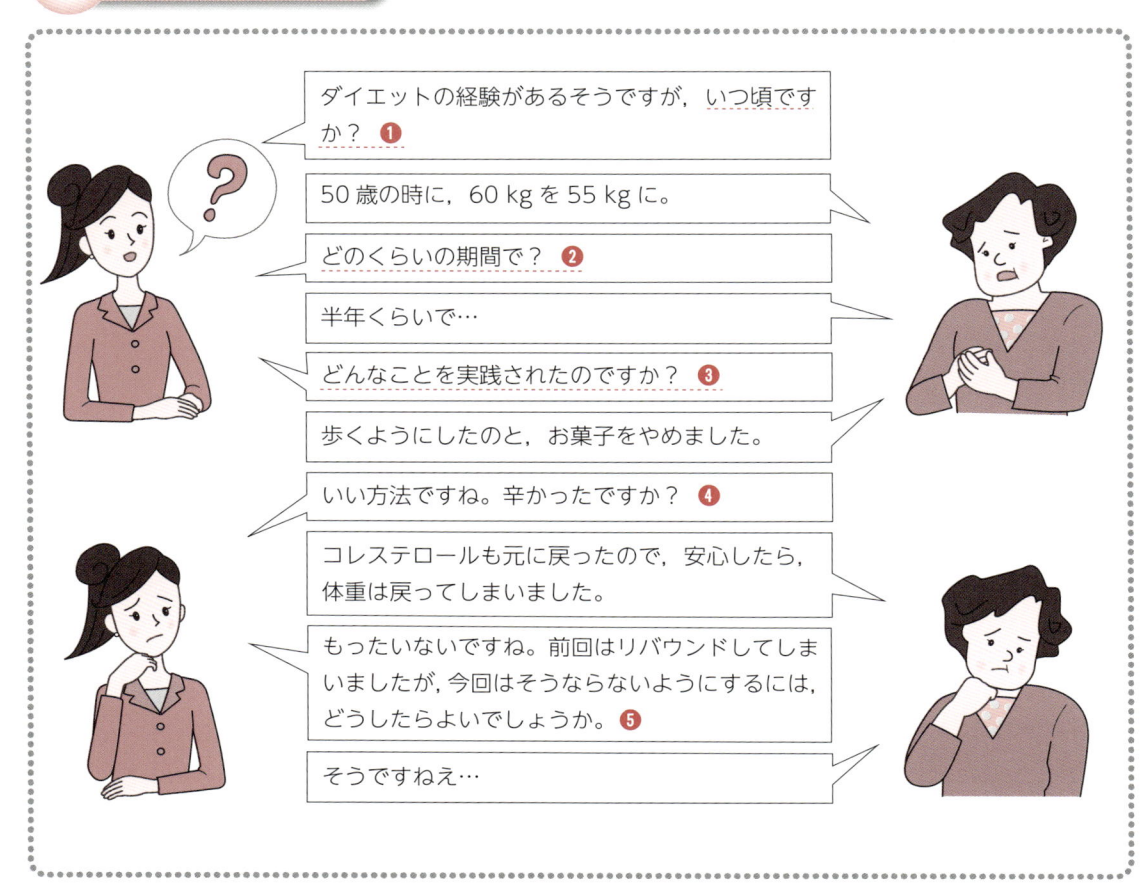

> ダイエットの経験があるそうですが、いつ頃ですか？ ❶

50歳の時に、60 kgを55 kgに。

> どのくらいの期間で？ ❷

半年くらいで…

> どんなことを実践されたのですか？ ❸

歩くようにしたのと、お菓子をやめました。

> いい方法ですね。辛かったですか？ ❹

コレステロールも元に戻ったので、安心したら、体重は戻ってしまいました。

> もったいないですね。前回はリバウンドしてしまいましたが、今回はそうならないようにするには、どうしたらよいでしょうか。 ❺

そうですねえ…

NGポイント

❶,❷,❸：
ダイエット経験者を前にすると、支援者が必ず尋ねる質問が、いつ・どれくらいを・どれくらいの期間で・どんなことを・感想は（頑張った？辛かった？）の5項目。支援者にとって、前回のダイエット内容を精査し、指導に生かすための必須情報ですが、尋ね方を間違うと対象者のモチベーションは下降します。

❹,❺：
"コレステロールが戻ったので、安心した"というセリフから、「検査数値」にダイエットのきっかけがありそうです。対象者の語句に耳を傾けましょう。本人にリバウンドの原因を聞いても、あまり参考になる答えは返ってきません。尋ねるとしたら⇒「今回リバウンドしないために必要なことは、なんだと思いますか？」

Case6；リバウンドした女性への対応

〈2〉あなたの指導ポイントは？

● 医療スタッフ（保健師・看護師・管理栄養士）50人に，『リバウンドした女性に対する指導ポイント』を3つ列挙してもらいました。
あなたの指導と共通するところがありますか？

＊減量方法
＊続かない理由
＊改善の意思
＊ライフスタイルを聞き目標へ
＊よい点をほめる
＊減量期間，経過を聞く
＊体重の変化

＊データで気になること
＊自分が現状をどう把握しているか
＊現在心がけていることを整理し問題点を明確にする
＊なりたいイメージ，1年後どうありたいか
＊今後どのように生きていくか
＊いま興味のあること

〈3〉対象者に聞いているのはどんなこと？

● リバウンドした対象者に聞いているのは，体重変化で示すとどのあたりですか？

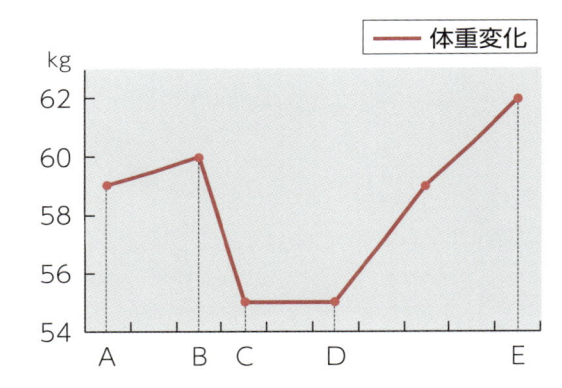

体重変化

A〜B：ダイエットする前の様子
B　　：ダイエットを始めた時
B〜C：ダイエット中の様子（方法）
C　　：ダイエットに成功した時
C〜D：ダイエット維持期
D　　：リバウンドし始めた時
D〜E：リバウンド中

もし，あなたがリバウンドした対象者だったら？

1．どこを聞かれると，辛いですか？
2．どこを聞かれると，嬉しいですか？
3．どこを聞かれると，話しやすいですか？

〈4〉効果的な言葉かけ

> 以前にダイエットの経験があるということですが，チャレンジするきっかけ❻は何だったのですか？

> 節目健診の時に，コレステロールと血圧が高かったので先生に勧められました。

> 先生が勧めても，チャレンジされる方はなかなか少ないのですが，何が決め手❼でしたか？

> 今後，ますます痩せにくくなるから今がチャンスだよ，と。

> 確かに，女性は男性と違ってハンディがありますからね。それで，どんなことにチャレンジ❽されたのですか？

> ちょっと歩くようにしたのと，お菓子をやめました。

> 大きな決断❾ですね。どれくらいの期間，頑張られた❿のですか？

> 半年で，60 kgが55 kgになりました。再検査でいい値になったので，気を抜いてしまいました。

> 体重と検査値の両方で成果を確認されたのですね。安心されて当然です⓫ いい結果が出た時の感想は？

> 私は本気にならないとダメだ，ということがわかりました。

> わかりました。そういうAさんのお気持ちを踏まえて，今後どうしていくかを今日は考えていきたいと思います。よろしいですか？

> はい，よろしくお願いします。

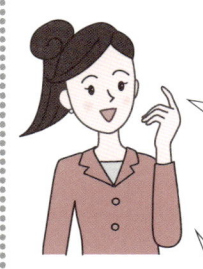

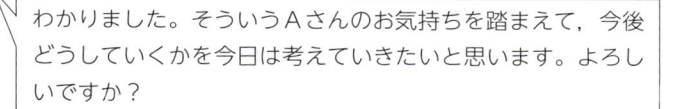

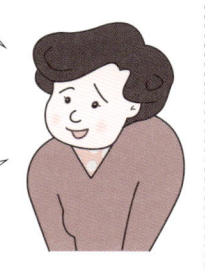

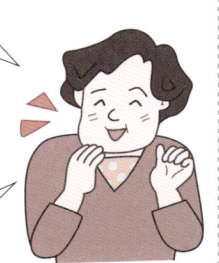

〈5〉指導のヒント

❻：始めたわけは？ ❼：どうしてそうしたのですか？ ❽：どんなことをしますか？	始めたわけは？ ⇒ 始めた**きっかけ**は？ どうしてそうしたのですか？ ⇒ そうした**決め手**はなんでしたか？ どんなことをしますか？ ⇒ どんなことに**チャレンジ**しますか？ 〈❻～❽ ⇒ **質問を前向きな言葉に入れ替えてみる**〉 ……遠回しにほめられているように感じませんか？
❾：大きな決断ですね	支援者にとってはあたり前の実践行動でも，対象者にとって生活を変えることは，大きな決意が必要だったかもしれません。その意をくんであげましょう。
❿：どれくらいの期間頑張られたのですか？	できるかどうかわからない未来に向けて「頑張ってください」といわれるより，過去や現在の行動について，「頑張ったのですね」と評価されるほうが嬉しいものです。
⓫：体重と検査値の両方で成果を確認されたのですね 安心されて当然です	油断した（気を抜いた）のではなく，「ホッとしたのですね」と，前向きな表現で，対象者の行動を受容します。

ここがポイント！

1. リバウンドした人は，一度，減量に成功した人である
2. 失敗の原因ではなく，ダイエットにチャレンジした時の前向きな気持ちを思い出してもらう
3. 自分の成功体験に自信を持ってもらう

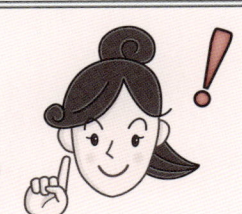

（佐野喜子）

Case 7 人(妻・母)任せの男性への対応
(関心期)

〈1〉 気になる対応

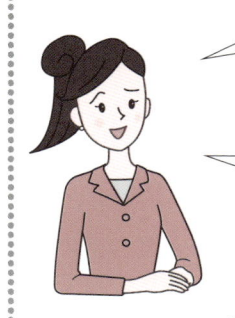

女性：食事で気をつけていることはありますか？

男性：食事のことは，妻に任せてあるので，特に私は… ❶

女性：奥様が主に調整されているとのことですが，今回の検査結果は報告されますか？

男性：いえ，自分からは。

女性：検査結果を踏まえて，要望などを今までに出されたことはありますか？

男性：言ったことはありません…。

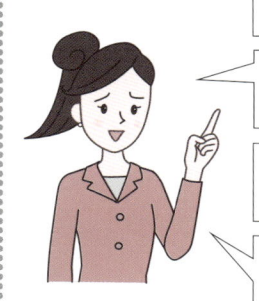

女性：しかし，今後のこともありますので，奥様にご相談されてはいかがですか？

男性：任せているのに，結果が少し悪かったぐらいでああしてくれ，こうしてくれなんて言えませんよ。❷

女性：それならば，この機会にぜひ，Sさん自身が食事管理をされてはいかがでしょうか？ ❸

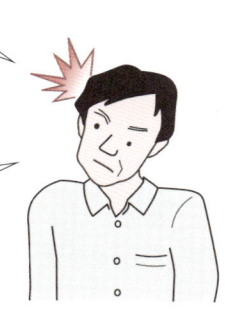

NGポイント

❶：
初めから，妻にまかせっきりだったわけではなく，自分でもやろうとしてたのかもしれません。ところが熱心な奥さんの「醬油はかけちゃダメ」「これじゃ，体重減らない」「野菜は残さず食べて…」というアドバイスへの対応に疲れ，「もういい」と投げやりになってしまった可能性もありえます。現在の状況に至ったプロセスを確認しないまま，"やる気がない""依存心が強い"対象者と決めつけるのは早急です。

❷：
「言えませんよ」というセリフには，"これ以上負担はかけられない，悪いから…"という意味が含まれている可能性もあります。

❸：
強硬な提案は，夫婦の関係性にかかわることなので，避けたほうが無難。

〈2〉 あなたの指導ポイントは？

あなたはこのケースで，どんなことを説明しますか？
- 食生活における自己管理の重要性
- 自己管理を目指した
    * 1日または1食の食事量の提示
    * 外食における簡単な目安の付け方
    * 栄養成分表示の見方

〈3〉 ステージはどのあたり？

関心期
必要は感じているが行動変化はない

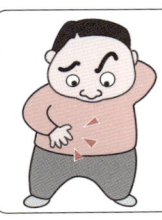

《ステージ見極めのポイント》
食生活の重要性は感じているが，「妻に任せている」「料理のことはわからないから」「つきあいもある」等のできない理由（言い訳）が多い。

Keyword
迷っている

〈4〉 対象者に聞いているのはどんなこと？

- 「妻（母）に任せている」というセリフを聞くと，支援者の多くは，自分の健康管理を人に任せることの是非を対象者に問います。しかし，そこに至るには，多くの可能性が潜んでいます。あるいは単に，"私の管理下ではない"と，食生活改善をブロックしているだけかもしれません。「自分でやりましょう」と安易に勧める前に本意を確認することを意識しましょう。

もし，あなたが「家の管理のことはよくわからないので，親に任せています」と話したら，"自分の住んでいる家なのに…将来のためにできることをやりましょう"と勧められました。あなたなら，どうしますか？

1. 「できること」を探す
2. "私の状況を理解してくれない"と心を閉ざす
3. "我が家のやり方に口を出すな"と怒る

⟨5⟩ 効果的な言葉かけ

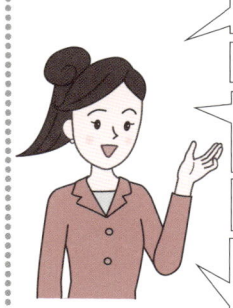

- Sさん，食事で気をつけていることはありますか？
- 食事のことは，妻に任せてあるので，特に私は…。
- 奥様が主に調整されているんですね。今までに検査結果などを踏まえて要望を出されたことはありますか？
- いえ，自分からは。
- 信頼されているんですね。奥様にお任せする良い点を教えてください。❹
- 外で食べにくいものを，家で摂れるようにしてくれてます。
- ナイスなフォローですね。❺
  ところで，今回の検査結果を奥様に報告されますか？
- 見せずらいですね。それに，結果が悪いから今度からこうしてくれ！なんて言えませんよ。
- 確かにそうですね。いろいろ考えてくれる人に注文はつけられませんね。でも，もしSさんが奥様だったら，今の御主人にどうしてほしいと思いますか？❻
- う～ん，いろいろやっているんだから，ちゃんと話してほしいと思うかもしれませんね。

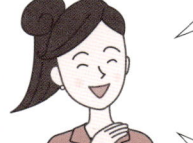

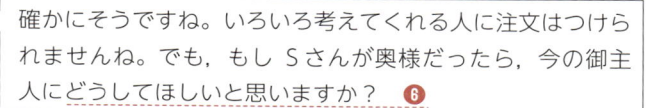

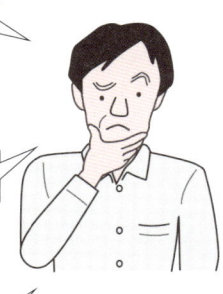

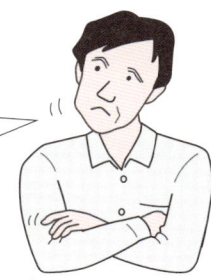

〈6〉指導のヒント

❹：奥様にお任せする良い点を教えてください	支援者は対象者の課題を見つけると、その改善策を模索しはじめます。しかしその前に"現状のままではよくない"という支援者の価値観をいったん納め、対象者が「このままでいい」とする理由を一緒に考えてみませんか。自分の状況を受け入れられたと感じた対象者の本音を、聞くことができるかもしれません。対象者が頭の中で納得していることを、言葉に表現していく過程で、今の状況のまずい点に気付いてくれたら一歩前進です。
❺：ナイスなフォローですね	自分主体に考える人には、家族の立場や気配りがうまく伝わっていないことが多いようです。そういった意味で、第三者である支援者が介入する面接は、家族の思いや行為を見直す絶好のチャンスといえます。妻（母親）の日常的なフォローが、対象者の健康管理に大きく貢献していることに気づいてもらいましょう。
❻：Sさんが奥様だったら、今の御主人にどうしてほしいと思いますか？	家族内の立場を入れ替え、関係を再考するために、「もしあなたが奥様の立場だったら、あなたをどう思いますか。また、あなたにどうしてほしいとのぞみますか」と、仮定形を用いて尋ねてみます。できない！無理！と諦めていたことも、近くに感じてもらうことができるかもしれません。相手の立場に気づけば、自らの抵抗感も和らぎ、打開策も進むかもしれません。

ここがポイント！

1. 生活のポリシーを認め、本音を尋ねる
2. 【対象者とロールプレイ】
   対象者に、自身の妻（母）になったつもりで、本音（支援者が相談者になって話す）を話してもらう
   〈ねらい〉
   家族の思いを言葉として聞く体験を通して「対象者を思う家族の気持ち」に気づいてもらう

（佐野喜子）

● 第4章 困った対象者への対応法 —ステージ別対応—

Case ⑧ 反応のない男性への対応
（無関心期・関心期）

〈1〉気になる対応

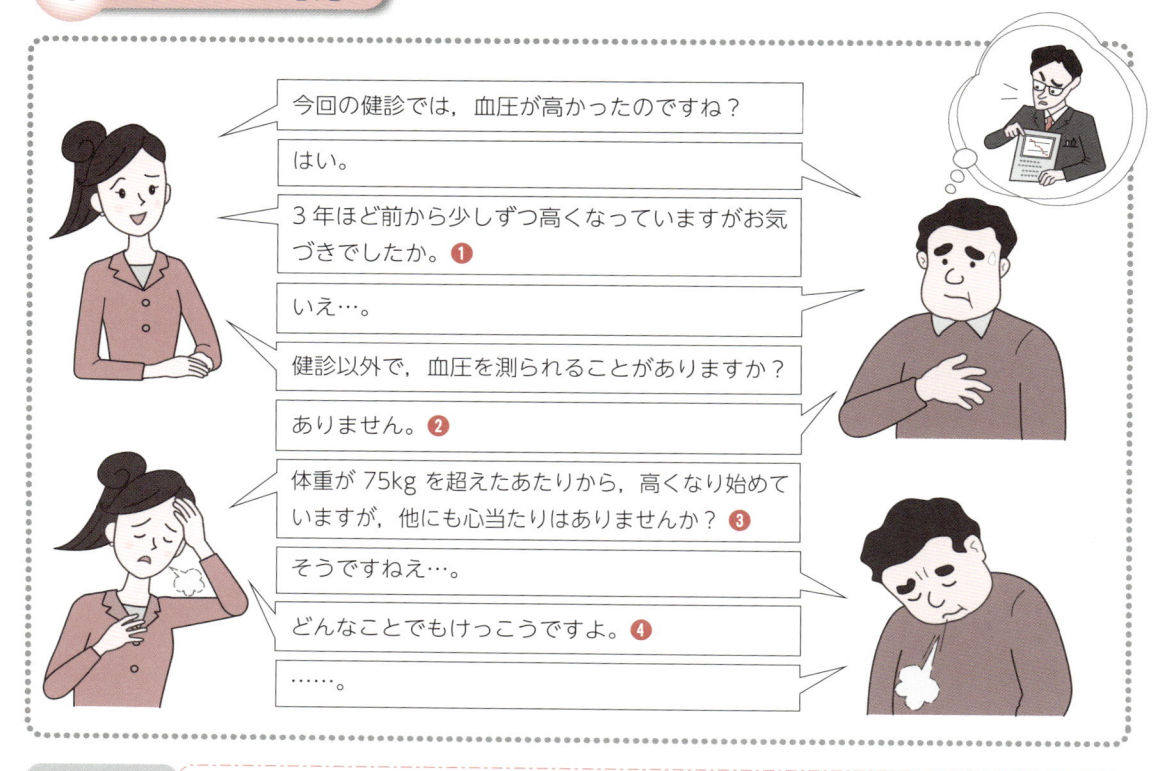

> 今回の健診では，血圧が高かったのですね？
>
> はい。
>
> 3年ほど前から少しずつ高くなっていますがお気づきでしたか。❶
>
> いえ…。
>
> 健診以外で，血圧を測られることがありますか？
>
> ありません。❷
>
> 体重が75kgを超えたあたりから，高くなり始めていますが，他にも心当たりはありませんか？❸
>
> そうですねえ…。
>
> どんなことでもけっこうですよ。❹
>
> ……。

NGポイント

❶〜❹：
支援者は，自分から考えを話そうとしない対象者を「反応がない」と断定しがちですが，単に支援者の話すテンポについていかれないだけかもしれません。あるいは，"3年前はどうでしたか"という情報や"心当たりは？"と問われると順を追って時系列に確認するタイプなのかもしれません。本人が考えている最中は会話が途切れるので，反応がないように見えますが，関心がないわけではないのです。

〈2〉ステージはどのあたり？

● "反応がない" という理由はどこに…

　　①自分には必要ない　②あまりよく知らない（考える材料がない）　③考えるゆとりがない　等の場合は，無関心期。

　　④生活改善は取りいれたほうがよいと思うが，まだ大丈夫と思っている　⑤考えている改善が負担が大きいと感じている　等の場合は，関心期。

＊支援者の先入観で面接対応を決めるのではなく，確認しながら進めていきましょう。

無関心期	関心期
まだ変える気になっていない	必要は感じているが行動変化はない
Keyword	Keyword
漠然とした不安	迷っている

【無関心期の対応】
* 反応がないのは，病気の重大さやセルフケアの重要性が理解できないので，行動変容を真剣に考えることができない可能性が高い。
* セルフケアに関する「知識」ではなく，相談者が必要な「情報」を引き出し，対応する。

【関心期の対応】
* セルフケアの重要性は理解しているし，実行したいと思っているができない理由がある。できないことがわかっていると，これ以上負担感を増やしたくないので，発言も慎重になる。
* セルフケアに関して誤解がないか，相手の情報を整理する。
* 信頼性が持てる具体的な情報を提案をする。

〈3〉 対象者に聞いているのはどんなこと？

● 「結果」が求められる特定保健指導において，「反応のない人」は指導困難者リスト上位に位置しています。ゆっくり対応することがベストとわかっていても，限られた時間内では担当者も焦ります。だからといって「改善行動リスト」から関心がありそうな項目を拾っても，継続ややる気につながりません。無関心期においては，まずは関心を持つきっかけ探しを優先します。

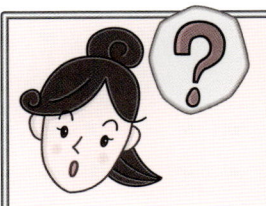

あなたは40代です。"退職後に医療負担が少なく，経済的に安心して生活できる「健康ライフプラン」の導入を薦められました。毎月の積立はありませんが，毎日決めたことを実践しなくてはなりません"あなたは，どうしますか？

1. 親身になってアドバイスしてくれる人のいうことは信じたいので実践する
2. 実感がわかないので，とりあえず推薦された項目を選ぶ
3. "まだ考えたくない"と無視する

〈4〉効果的な言葉かけ

- 今回の検査では，血圧と血中脂質は問題ありませんでしたが，血圧が高かったのですね？
- はあ…。
- 先生はどんなことを話しましたか？
- 別に…。
- …，…。❺
- 体重を減らすようにと…。
- "体重を減らしましょう"と言われてどんな感想を持ちましたか？ ❻
- …減量しなくてはならないほど，悪いのかな…と。
- 感想をありがとうございます，"心配"されたのですね。〈資料を渡しながら〉こちらにも書いてありますが，今日はYさんの今後の血圧管理について話をさせていただきます。よろしいですか？ ❼
- ハイ，わかりました。
- ～。これらを自己管理していくには，具体的にAとBの方法があります。Yさんにとって，やりやすいのはどちらですか？ ❽
- そうですね…，Bでしょうか…。
- Yさんのペースで進めることが大切です。❾

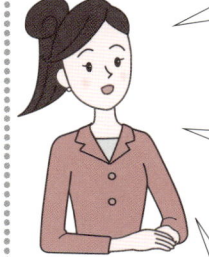

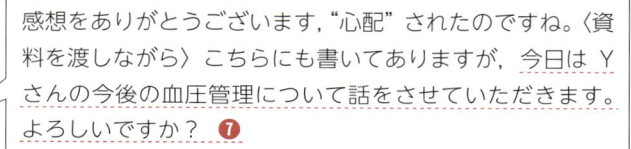

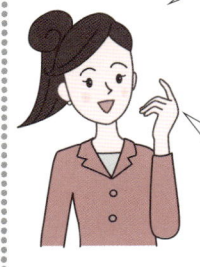

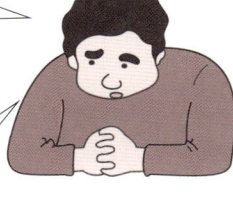

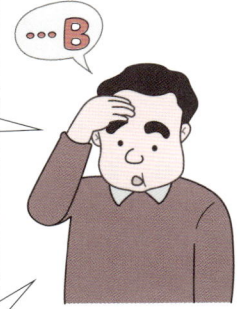

Case8；反応のない男性への対応（無関心期・関心期）

⟨5⟩ 指導のヒント

❺：
…，…。

面接中に会話が中断し，沈黙が生じると支援者は，説明における難解な表現や失言を懸念し，対象者が答えやすくなるように追加質問をしがちです。ところが，前の質問を受けて思考中の対象者にとって，追加質問は雑音となります。発言を控え，じっくり待つように心がけましょう。

❻：
どんな感想を持ちましたか

"どうしますか"という対処法や方向性などの「考え」を尋ねられると，迷いがあったり判断がつかない場合，話しにくいようです。「感想」は結論と異なり「気持ち」の領域なので負担が軽減します。

❼：
（資料を渡しながら）今日は〜について話をさせていただきます

反応がないタイプには，生活習慣病に関する知識不足・自身の健康への過信のために健康管理への関心が希薄な人もいます。
その際は，視覚的に確認できる資料を目で追いながら，現状の検査値が示しているリスクを具体的に説明します。

❽：
やりやすいのはどちらですか？

"生活改善"への負担感が大きく，不安でスタートできない場合を考慮します。選択肢のある質問に答えることで，自己選択したことを意識してもらいます。

❾：
Yさんのペースで進めることが大切です

"生活改善"への負担感が大きく，不安な場合を考慮し，
①他者に照準を合わせない　②対象者のペースで継続すること
を確認します。

ここがポイント！

1．反応がないからといって"無関心"と決めつけない
2．知識不足または危機感のない人には，現在の検査値が示す生活習慣病のリスクを具体的に説明する
3．"生活改善"への負担感が大きく，不安な場合を考慮する

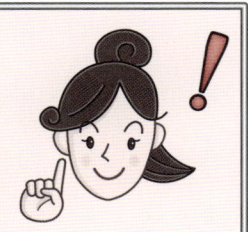

（佐野喜子）

《引用文献》
1) Ueshima, et al : Effects of reduced alcohol on blood pressure in untreated hypertensive men. Hypertension 1993 ; 21 : 248-52.
2) Ohkawara K, Tanaka S, Miyachi M, Ishikawa-Takata K, Tabata I. A dose-response relation between aerobic exercise and visceral fat reduction: systematic review of clinical trials, Int. J. Obes., 31, 1786-97, 2007.

《参考文献》
◎坂根直樹・佐野喜子:質問力でみがく保健指導,中央法規出版,2008.
◎池上彰:伝える力,PHP研究所,2007.

第5章 性格タイプに合わせた説明法

Explanatory Power

● 第5章 性格タイプに合わせた説明法

性格タイプは千差万別

　あなたが説明している時に，半分くらいまで進んだところで，対象者が何かいいたそうにしていました。そこで，あなたが「ここまでの説明について，わかりましたか？」と質問したら，こんな答えが返ってきました。

「ええ，"だいたい"わかりました」

　はたして，この"だいたい"の背景にはどのような考えや気持ちがあるのでしょうか。

　説明に飽きてきたり，細かいことが苦手な人は，3割くらいの理解でもそういうでしょう。ある人は5割くらいしかわからなくても，これ以上時間をかけて自分に説明してもらうのは申し訳ないからそういうのかもしれません。またある人は，9割以上理解できていても，もっと詳しく聞きたいことがあれば，こういうでしょう。そもそも"だいたい"というような曖昧な表現をいわない人もいます。つまり，「わかりました」もしくは「まだわかりません」のどちらかで表現する人です。

　このようなことは相手の性格や人となりがわかっていれば，ある程度は想像することが可能です。本章では，4つのカラーを使って対象者の性格タイプを理解し，そのカラーに応じた効果的な説明方法について紹介します。

1 4つのカラーの特徴

①外向的と内向的

　性格というとよく耳にするのが外向的・内向的という言葉です。これは，興味や関心の対象がどちらの方向を向いているかを表しています。例えば，社交的で感情を外にだす人は外向的な傾向があります。また，慎重でよく観察する人は内向的な傾向があります。

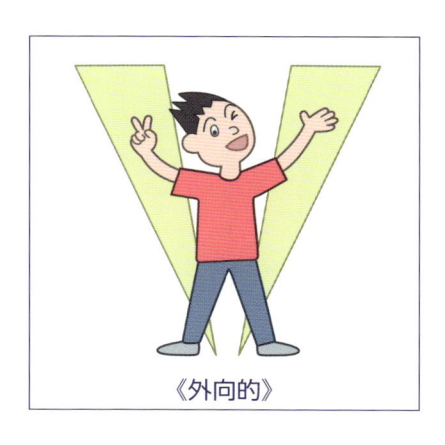

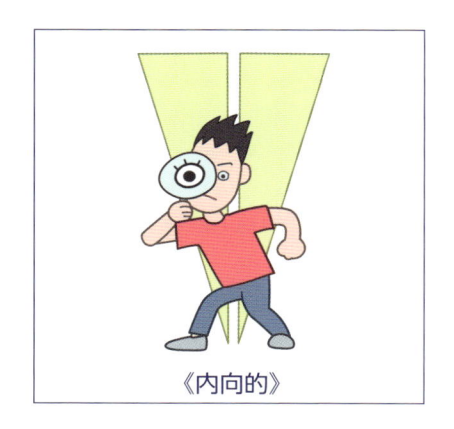

《外向的》　　　《内向的》

②合理型と直観型

また，自分の行動について決断する時の傾向から，合理型と直観型にも分けられます。例えば，計画的で目的意識の高い人は合理型の傾向があり，柔軟性があり順応性の高い人は直観型の傾向があります[※]。

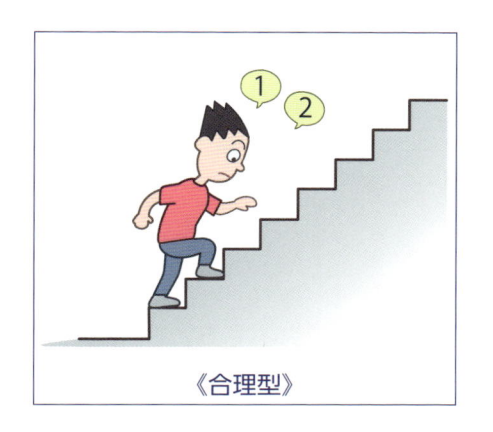

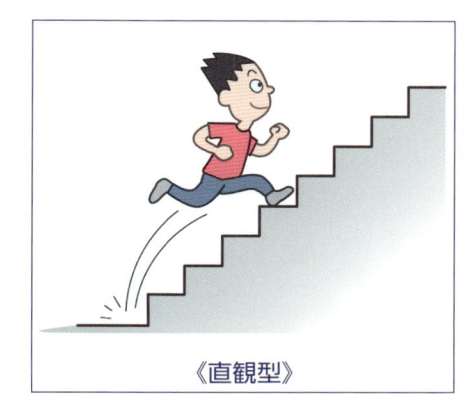

《合理型》　《直観型》

※ 『質問力でみがく保健指導』では，「直観型」は「感情的」，「合理型」は「論理的」と表現していましたが，現在では，考え方に少し変化が生じて，言い回しが変わっています。

③性格タイプを4つに分ける

この興味や関心の向かう方向を横軸に，自分の行動を決断する時の傾向を横軸においてそれぞれのエリアの性格タイプを4つのカラーに分けると図1のようになります。

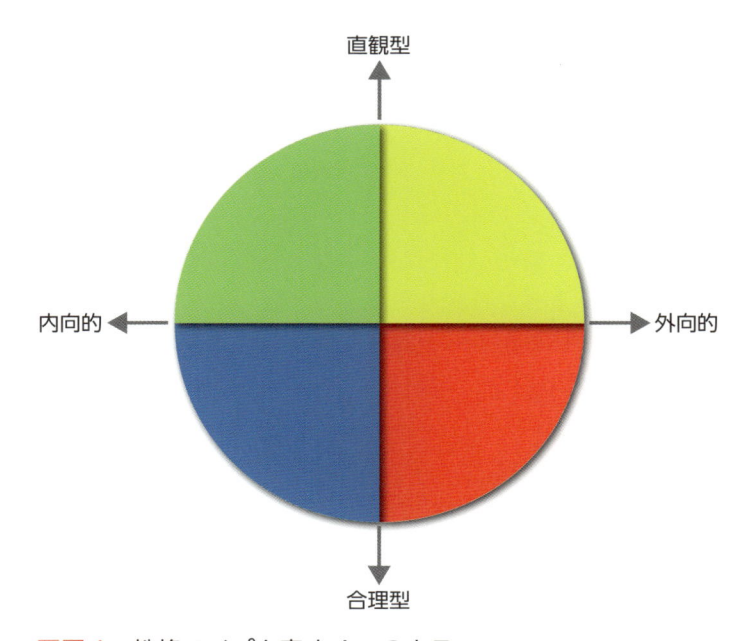

■図1　性格タイプを表す4つのカラー

2 カラーの特徴

それぞれのカラーの特徴は表1のとおりです。特徴は"強み"となりますがあまりにも表に出すぎると，それは逆に"弱み"になる可能性もあります。つまり，"強み"と"弱み"は表裏一体となる可能性があるのです。

■表1　4つのカラーの特徴と弱み

	特徴（強み）	弱みとなる可能性
黄色カラー傾向の人	社交性がある 活動的 感情を外に表す 話し好き	八方美人的 慌てやすい 衝動的に見える 熱しやすく冷めやすい
赤色カラー傾向の人	客観的 はっきり主張する 意志が固い 目的意識が高い	人への配慮が少なく見える 押しが強すぎる 攻撃的に見える 寛容さに欠けて見える
青色カラー傾向の人	正確な対応 計画的な行動 根気強い 几帳面	批判的に見える ルールや規則に固執 頑固になる 小さなことにこだわり過ぎる
緑色カラー傾向の人	人の話をよく聞く 協力的 寛容さ 感受性が高い	自主性に欠けて見える 過度に依存する 優柔不断に見える 落ち込む

先ほどの「"だいたい"わかりました」の回答を4つのカラーで考えると以下のようになります。

- ●説明に飽きてきたり，細かいことが苦手な人→黄色カラー傾向の人
- ●"だいたい"というような曖昧な表現を使わない人→赤色カラー傾向の人
- ●9割以上理解できているがもっと詳しく聞きたい人→青色カラー傾向の人
- ●これ以上時間をかけて自分に説明してもらうのは申し訳ないと考える人→緑色カラー傾向の人

③ カラーのイメージキャラ

それぞれのカラーを理解するために，イメージキャラクターを下記に示します。自分自身や身近な人を思い浮かべて，どのカラーに近いかを考えてみましょう。

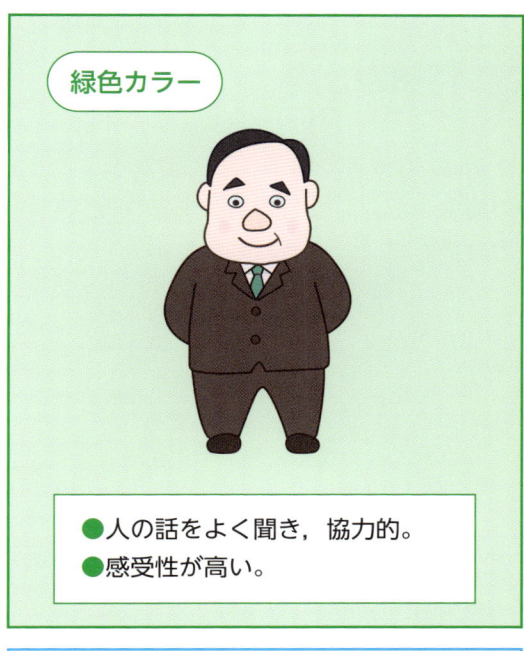

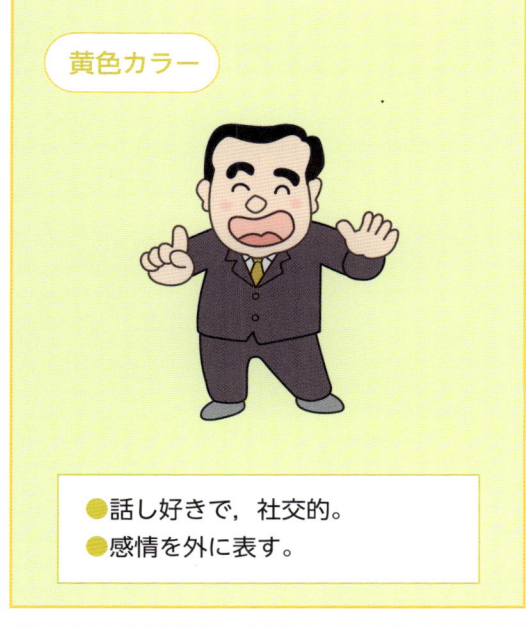

緑色カラー
- 人の話をよく聞き，協力的。
- 感受性が高い。

黄色カラー
- 話し好きで，社交的。
- 感情を外に表す。

青色カラー
- 計画的で，几帳面。
- 正確な対応をする。

赤色カラー
- 目的意識が高く，意思が固い。
- はっきり主張する。

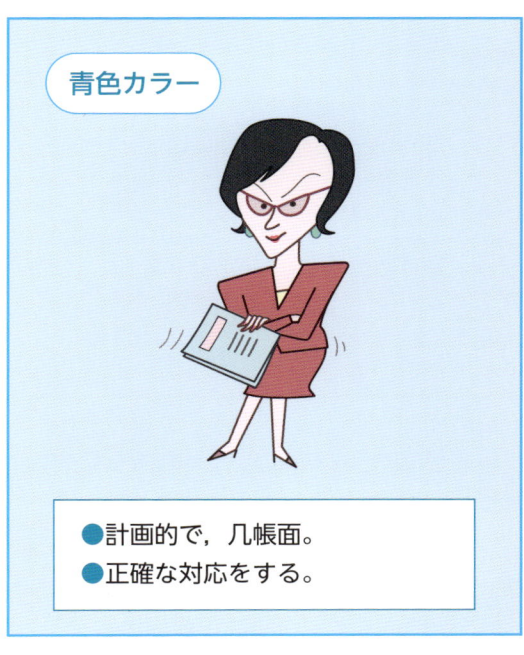

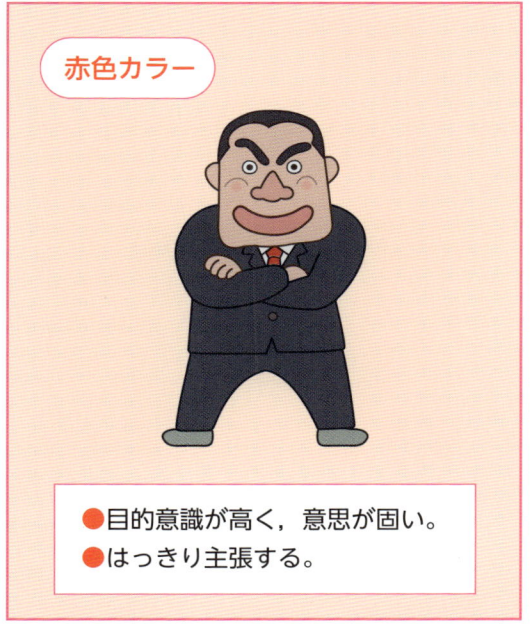

4つのカラーの特徴をつかめてきましたか？　では，次節では，どのようにしたらそれぞれのカラーを見分けられるかを説明します。

● 第5章 性格タイプに合わせた説明法

2 相手の性格タイプの見分け方

1 話し方や聞き方，しぐさにも特徴が出る

　性格タイプを見分けるために一番大切なことは，対象者の様子をよく観察することです。話している時の様子，説明を聞いている時の態度やしぐさなどから，ある程度は判断ができます。それぞれの場面での4つのカラーの特徴を表2にまとめてみます。

■表2　4つのカラーの話し方・聞き方としぐさ

	話し方・聞き方	しぐさ
黄色カラー傾向の人	話し好きで，会話の主導権をいつもとっている。早いペースで話し，話があちこちに飛んだりする。人の話を聞いていないこともある。	大げさに反応する。身振り手振りで話す。
赤色カラー傾向の人	早いペースで，短い言葉ではっきりと言う。聞いている時には，相手の話が長くなるとイライラする。結論や結果を求める。	しっかりと相手を見て話す。話に集中している。
青色カラー傾向の人	ゆっくり正確に順番にすべてを話そうとする。聞く時には，細かいことも質問し，情報やデータを多く求める。	資料をよく読みながら聞く。話を聞く時にはメモを取る。
緑色カラー傾向の人	話すより聞くほうが多い。話す時には，落ち着いた声でゆっくり話す。あまり積極的には質問しない。ノーとあまり言わない。	よくうなずいて聞く。他の人への気遣いを示す。

　話し方・聞き方，しぐさの違いは，黄色カラーや赤色カラーのように外向的な傾向の人と，青色カラーや緑色カラーのように内向的な傾向の人で特に違いが出てきます。
　例えば，外向的な傾向の人は，人と話すことによって自分の考えをまとめたり，自分の理解したことを整理しますが，逆に，内向的な傾向の人は，まずは自分の頭の中で考えをまとめたり，理解したことを整理するのです。したがって，内向的な傾向の人には，頭の中で整理するための時間が必要となり，外向的な傾向の人には整理するための対話が必要となるのです。その違いが，説明する際に，話し方・聞き方に現れてきます。

2 ストレスがかかっている時に一番特徴が現れる

最もよくカラーの特徴が現れるのはストレスがかかっている時といわれています。そこで，4つのカラーそれぞれのストレスと，ストレスがかかった時に現れる兆候を表3で確認してみましょう。

■表3　4つのカラーのストレスとその兆候

	ストレス	兆候
黄色カラー傾向の人	自分のことを取り上げてもらえない状態 会話に参加できない状態 柔軟性を制限されていること 楽しい話題が少ないこと 規則どおりのスローペースで進めること	過剰に反応する 自説に固執する 理屈っぽくなる 批判的になる 反抗的になる
赤色カラー傾向の人	曖昧な内容 冗長な説明 手間取っている状態 目的がはっきりしない 焦点がはっきりしない	攻撃的になる イライラする 短気になる 関心が短期の目標になる 結論を急ぎすぎる
青色カラー傾向の人	情報不足 内容の乏しい説明 ミスや欠損が多い資料 論理的ではない 気が散る環境	重箱のすみをつつく 疑い深くなる データや事実に固執する 頑固になる 冷たい反応になる
緑色カラー傾向の人	突然の変更 タイムプレッシャー デリカシー不足 同時に多くのことを要求する 速すぎるペース	黙り込む 依存的になる 強情になる 過剰なほど慎重になる 受け身になる

ストレスの違いは，赤色カラーや青色カラーのように合理型の傾向の人と，黄色カラーや緑色カラーのように直観型の傾向の人で大きな違いがあります。合理型の傾向の人は，説明が時間通りに始まり，時間通りに進み，終わらないとストレスがかかってしまいます。

逆に，直観型の傾向の人には，全てが時間通りに進むことは，堅苦しく窮屈に感じてしまいます。合理型の傾向の人は，その説明の目的と結論を先にいってもらい，説明には事実やデータを活用すると納得度が上がります。逆に直観型の傾向の人は，はじめに自己紹介や身近な出来事などをさりげなく話しながら本題に入ると打ち解けて話を聞いてくれます。内容もほかの人の個人的な経験などを紹介するとより身近に感じてくれます。

3 身近な人で考えてみよう

ここまでの内容を振り返って，あなたの身近な人で，4つのカラーを確認する練習をしてみましょう。

①エレベーターでの様子を思い出してみましょう

- 🟡黄色カラー傾向の人：その階で降りる人と話すために，「開く」のボタンを押し続ける……。
- 🔴赤色カラー傾向の人：乗るなり，すぐに「閉まる」ボタンを何度も押す。
- 🔵青色カラー傾向の人：無意識のうちに重量制限と，乗っている人の体重を計算している……。
- 🟢緑色カラー傾向の人：乗り降りする人のために「開く」ボタンを押し，自分はいつも一番最後。

②キッチンでの様子を思い出してみましょう

- 🟡黄色カラー傾向の人：いろいろなキッチンツールを持っているが，使っていない。
- 🔴赤色カラー傾向の人：新しいものを何でも試す傾向。時間節約で電子レンジを使う。
- 🔵青色カラー傾向の人：調味料をラベルごとに整理している。レシピを忠実に守って作る。
- 🟢緑色カラー傾向の人：常に，全員に食べ物や飲み物が行き渡っているか気にしている。

③職場の机周りの様子を思い出してみましょう

- 🟡黄色カラー傾向の人：やりかけの仕事がいくつも机の上にある。お土産にもらった小物や家族と遊びに行った時の写真がいくつも貼ってある
- 🔴赤色カラー傾向の人：仕事以外の小物はあまり置いていないが，仕事で表彰されたり，何かの大会で優勝した時のトロフィーなどが置いてある。
- 🔵青色カラー傾向の人：同じメーカーの同じ種類のファイルで書類が整理されている。毎日帰る時には，仕事や書類を片付けてから帰宅する。
- 🟢緑色カラー傾向の人：小さな植物や花をさりげなく置いてある。風景写真やなごみ系の小物を置いてある。文具類もかわいいものか落ち着いた色のものが多い。

④職場の会議に参加している時の様子を思い出してみましょう

- 🟡黄色カラー傾向の人：いろいろなアイデアを出してくれるが，すぐに話が脱線してしまう。誰かが面白いことをいうと，すぐに反応し大きな声で笑い，場を明るくする。
- 🔴赤色カラー傾向の人：議論がまとまらなくなると，自らがしきりまとめようとする。話が脱線すると元に戻してくれる。会議の結論をシンプルに整理してくれる。
- 🔵青色カラー傾向の人：資料のミスプリや漢字の変換間違いを指摘してくれる。メモを取っているので議事録をきれいにまとめて後で送ってくれる。
- 🟢緑色カラー傾向の人：人の話をよく聞いてくれる。みんなの意見がまとまりかけたら，自分の意見は控えてでも，賛同してくれる。

《相手のカラーを見抜くコツ》

相手のカラーを見抜くために，「話し方」から手がかりを得ることができます。

●🔴赤色カラーと🟡黄色カラー傾向の人は

- 早いペース
- 語る
- 素早く回答する
- 自分の意見を主張する

●🟢緑色カラーと🔵青色カラー傾向の人は

- ゆっくりペース
- 質問をする
- 考えてから回答する
- 自分の意見をあまり出さない

●🔴赤色カラー🔵青色カラー傾向の人は

- 感情をあまり入れないで話す
- 明確にいう
- 重箱の隅をつつくような質問をする

●🟡黄色カラーと🟢緑色カラー傾向の人は

- 感情を表現し，声に表れる
- かしこまらずにいう
- 個人的な話題に質問をする

3 性格タイプ別の説明法

1 全体的な進め方

　対象者の性格タイプを見分けることができたら，次に，4つのカラーそれぞれに効果的な説明がどのようなものかを解説します。

　初めに，指導全体の進め方で，心がけること（Do）と避けたほうがいいこと（Don't）を表4にまとめます。

■表4　4つのカラーの全体の進め方

	全体の進め方	
	Do（心がけること）	Don't（避けること）
黄色カラー傾向の人	熱意を持って話して，聞く 幅広い話題を組み込む 相手個人に興味を示すような質問をする 意見を分かち合いながら進める	細かい説明に時間をかけ過ぎる 話し合う時間を取らない
赤色カラー傾向の人	目的やゴールを明確にする 結論から説明する シンプルに直接質問する 解決策を質問して考えてもらう	相手の話を中断する 長々と話し続ける
青色カラー傾向の人	目的とする内容に絞って，十分な情報を用意する ポイントを絞って質問する 筋に沿った内容	個人的な話を多くする 話がたびたび脱線する
緑色カラー傾向の人	相手を気遣う 内容を消化する時間を十分取る 相手を理解するための質問をする 穏やかに聞く	反応を確かめずに先に進む 個人的な話をまったくしない

　準備した説明資料を，準備したとおりに，毎回同じように行うことはあまり効果的とはいえません。対象者がどのような傾向をもっているか，どのように理解するかに応じて，対応を変えることが必要です。例えば，黄色カラーや緑色カラーの傾向の人は，説明する内容よりも，誰が説明しているのかが重要になり，その説明に対する熱意や配慮が影響し

てきます。一方，赤色カラーや青色カラーの傾向の人は，目的の明確さや内容の正確性・論理性がはっきりしていることを求めているのです。

2 導入場面

では，実際に説明を始めるにあたっての導入場面でどのようにしたらよいかを表5にまとめます。導入では，相手との距離を縮めて理解や納得度を上げるためにとても重要な部分だといえます。

■表5　4つのカラーの導入

	導入	
	Do（心がけること）	Don't（避けること）
黄色カラー傾向の人	個人的な話を聞くことから始める 将来のことを話す ストーリーとなるようにする 柔軟に進める	すぐに説明を始めてしまう
赤色カラー傾向の人	目的と所要時間を初めに話す 具体的な行動に結びつくように説明する 目次通りに進める	抽象的な話や精神論から始める
青色カラー傾向の人	全体像を初めに示す 目次をキチンと説明する メモを取る場合は、時間を取ってあげる	資料を配布しないで始める
緑色カラー傾向の人	穏やかな態度で自己紹介をキチンとする ゆっくりと説明する 気になることがあれば、いつでも質問できるという環境を整える	いきなり意見を聞く

導入部分では，赤色カラーや青色カラーの傾向の人には，全体像を説明することは必須です。自己紹介も仕事に関連した内容が求められます。導入部分のやり取りにより，説明をする人が信頼に足る人物であることを，無意識のうちに確認しているのです。

一方，黄色カラーや緑色カラーの傾向の人は，説明してくれる人が気さくで，個人的なことを話しても大丈夫なのかを，気にしています。したがって，説明するほうも自分自身の人となりや個人的な経験を率直に話すと効果的です。

3 データや事実，例え

　説明をする上で欠かせないのはデータや事実を効果的に使うことです。しかし，データや事実だけを使えばいいかというとそうでもありません。時にはデータや事実よりも例えや個人的な経験を付け加えることも重要となります。それぞれのカラーに応じた方法を表6で紹介します。

■表6　4つのカラーのデータ・事実，例え

	データ・事実，例え	
	Do（心がけること）	Don't（避けること）
黄色カラー傾向の人	身近な例えを多く使う 他の人の経験やコメントを紹介する	細かい数字を多用する
赤色カラー傾向の人	必要最小限の事実・データを明確に説明する データや事実が何に関連しているか明確にする	資料や情報を整理せずにバラバラに渡す
青色カラー傾向の人	系統立ててデータや事実を使う 例えを使う場合は事実をできるだけ入れておく	変換間違いやミスプリントをそのまま使い続ける
緑色カラー傾向の人	データや事実だけでなく，対象者にどのように関連するか説明する データだけでなく個人の意見やコメントも加える	データ・事実だけで説明を終える

　理解を深め納得度を上げるためには，事実やデータは必須です。ただし，黄色カラーや緑色カラーの傾向の人には，事実やデータだけではそっけない印象を与えてしまうので，個人的な経験や身近な例えをつかって，身近に感じてもらう工夫が必要です。

　赤色カラーや青色カラーの傾向の人にとっては，事実は事実であり，データはデータであるので，個人的な意味づけをあまりしないほうがよいです。また，事実・データの整合性がなかったり論理性がないと，全体を疑ってしまいます。フォントミスやミスプリントなどがある場合も，内容に集中できなくなり，重箱の隅をつつくようになってしまう恐れがあります。

4 フォローアップ

　説明の最後のまとめ方とフォローアップの方法もカラーにより効果的な方法があります。効果的に説明し，その後の行動変容に結びつけるためにも，カラーに応じた方法でしっかりと対応しましょう。

■表7　4つのカラーのまとめ方・フォローアップ

	まとめ方・フォローアップ	
	Do（心がけること）	Don't（避けること）
黄色カラー傾向の人	いろいろなアイデアを出してもらう グループでフォローアップできるような仕組みを作る	一人だけでやるようにする
赤色カラー傾向の人	やるべきことを明確にする フォローアップの指標・期日を明確にしておく	過度に感情に訴える
青色カラー傾向の人	書面にて確認する 詳細を考える時間を作る	決めたことを不用意に変更する
緑色カラー傾向の人	理解できたことやポイントを聞いたら答えを忍耐強く待つ フォローアップは，むりに急がせないで本人のペースを守る	早く決断するようにせかす

　まとめ方・フォローアップの方法もカラーにより効果的な方法は異なります。赤色カラーの傾向の人は，優先順位を決めて重要なことにフォーカスしてまとめます。フォローアップは具体的な数値目標を決めておき，結果を確認する方法も決めておきます。また，一度決めたことはあまり変更しないほうがよいでしょう。

　黄色カラーの傾向の人は，意味づけをしたまとめをして，フォローアップはグループで実施できるようにするほうが効果的です。ややもするとうやむやになってしまいがちなので，途中に飽きないような仕掛けや，楽しみが必要となります。また，決めごとにあまり固執せず，柔軟に対応するようにします。

　青色カラーの傾向の人は，本人に詳細をまとめさせたほうがよいでしょう。また，フォローアップの方法も，本人に具体的に任せるほうがよいと思います。ただし，じっくりと考える時間をとることが必要です。したがって，説明時間は余裕をもった配分で考えるようにします。内容は気軽には変更しないほうがよいでしょう。

●第5章 性格タイプに合わせた説明法

《緑色カラー》
話を聞いてほしい
思いやりがほしい

《黄色カラー》
みんなと一緒に
楽しくやりたい！

《青色カラー》
しっかりと計画を
立て，きちんと
実行したい

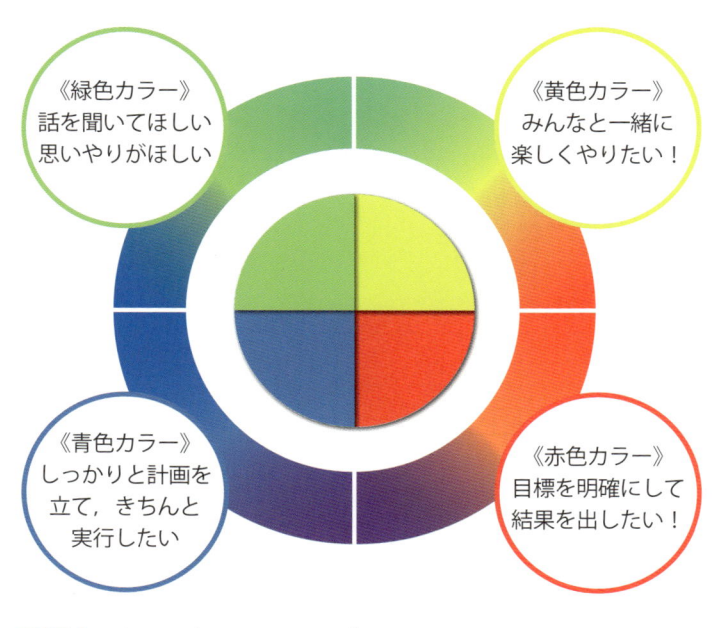

《赤色カラー》
目標を明確にして
結果を出したい！

■図2 4つのカラーのニーズ

　緑色カラーの傾向の人は，じっくりと時間をかけて一緒にまとめを行います。フォローアップは努力や配慮を考慮できるようにし，柔軟に対応することが必要です。うまくできても，できなくても，努力したことに対して最大限の評価をしてあげることで意欲を継続できるのです。

　最後に，4つのカラーそれぞれのニーズを図2に紹介します。このニーズを満たすように説明して，フォローアップできれば，対象者の行動変容がうまく進むことでしょう。

(中川康司)

第6章 説明力を活かした支援の実際

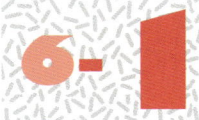

6-1 歩数計を用いた運動指導

1 支援の目的・ゴール

① 「歩数」は簡便かつわかりやい指標

② 歩数計を装着するだけで,身体活動量は増加する！
　加えて,適切なアプローチを用いて,さらに歩数を増やすことができます。

③ 最初から全員が1日1万歩を目標にしなくてもよい！
　1日1万歩が生活習慣病予防に有用であることが明らかになっています。しかし,運動習慣のない者に対して,いきなり1万歩を目標にするには無理があります。徐々に目標歩数を上げていくことが重要です。

④ スモールステップを繰り返し,「できる！」と思わせる
　大きな目標を立て挫折を繰り返すよりも,95％実現可能な目標を設定させ,そこから段階的に少しずつ負荷や距離を増加させる[1]ことが肝要です。平たくいえば,「できる！」と思わせることが重要です。そして,ほんの少しの歩数増加でも効果はあるのです。ほんの少しの運動で変わることを示すことが,さらなる運動意欲につながります。

⑤ 運動は始めることより継続するほうが難しい
　「運動は健康によい」と力説するだけでは長続きしません。運動の楽しさを感じさせること,対象者のこころに響くアプローチを心がけよう！

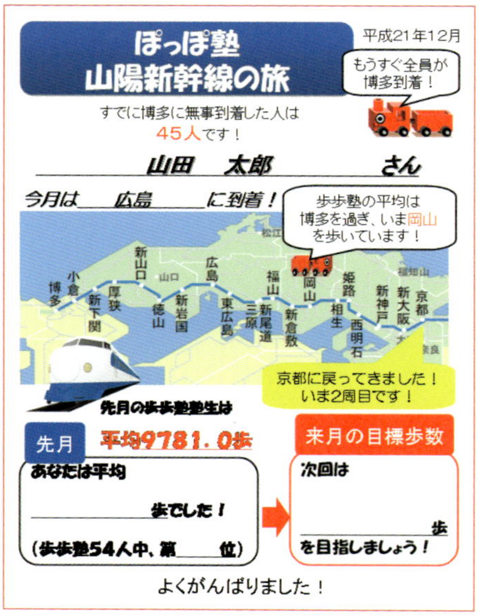

■図1　個人別歩数実績表の一例
　個人ごとに成果をフィードバックすると,やる気につながります。

2 実際のアプローチ

アプローチ例

- まずは歩数計をつけてもらう
- ほんの少し歩数が増えただけでも健康効果が大きいことを説明する
- 大切なのは，1万歩の達成ではなく，現状より少しでも増やすこと！

会話の具体例

対「歩数計ねえ。でも，どうせ1万歩以上歩かないとダメなんでしょ？」

支「いいえ，そんなことありません。現状に関係なく，増やすことで効果があることも報告されています[2]」

対「そうなんだ！ じゃあ何歩を目標にすればいいの？」

支「まずは1000歩[3] 増やしてみましょう。時間にして1日あたり10分です。」

対「へえ〜，たった10分ならできるかも」

支「1000歩増やせたら，次は7500歩[4] を目指しましょう。余裕が出てきたら1万歩を目標にしましょう！」

3 説明の工夫とポイント

• こんな説明はダメ！

「毎日1万歩を目標に歩きましょう！」
▶ 〈理由〉間違いではないが，心理的ハードルが高すぎます。また，1万歩未満でも効果はあります。

「毎日10〜20分のウォーキングを習慣にしましょう」
▶ 〈理由〉これも間違いではないが，現実的ではありません。個々人の生活スタイルに合わせた運動でないと長続きしません。細切れの運動でも効果はあります。

• こう説明すると効果的！

支「1000歩はおよそ10分の運動と同じです。10分と考えると長く感じるかもしれませんが，例えば片道5分の買い物を往復すればクリアできます！」

支「階段を使うようにしましょう。例えば，地下鉄に行ったら，ホームまではエスカレーターやエレベーターを使わずに歩いてみましょう。例えば，デパートに行ったら，デパ地下の食品街までは歩いてみましょう！」

支「階段を3階まで上るのと，3kgのダンベル運動500回はほぼ同じ運動量です。あなたはどちらを選びますか？」

4 歩数計を用いた運動指導のコツ〜研究事例より〜

《対象者》
一般中高齢者 43 名（平均 69.0 ± 5.9 歳，BMI22.9 ± 3.0，男性 17 名，女性 26 名）

《方法》
　5 か月の研究期間中は歩数計をお貸しして，毎日歩いていただきました。参加者には，歩数計を終日（お風呂や寝るときは除く）つけてもらい，歩行運動のタイミングは個人の生活スタイルにお任せしました。期間中は，目標歩数を印刷物により指示しました。印刷物には，回収した歩数データより，個人別に当月平均歩数を掲載し，さらに以下の基準により翌月目標歩数を記入しました。目標歩数の基準①は，先行研究を参考に，5000 歩未満の者に対しては 1000 歩の増加[3]，5000 歩以上 7500 歩未満②の者に対しては 7500 歩[4]，7500 歩以上 10000 歩未満の者に対しては 10000 歩[4]，10000 歩以上の者に対しては歩数の維持[3] としました。

《結果》
　研究期間中の平均歩数は開始時と比べ有意に増加し，平均約 1506 歩の増加が見られました。研究前後で，体重，BMI，腹囲，空腹時血糖，インスリンは有意に改善③しました[5]。

> **ポイント①**：「歩数」という，シンプルでわかりやすい指標！

　歩数計の大きな利点は，身体活動量を「歩数」というシンプルな形で表示できること。歩数は，説明する場合にも，評価される場合でも，わかりやすく簡便です。

> **ポイント②**：いきなり 1 万歩でなくてもよい。無理なく徐々に増やしていこう！

　例えば，現在 4000 歩しか歩いていない方に，1 万歩を目標にするのは無理があります。徐々に目標歩数を上げていきましょう。7500 歩は「意識しないと達成できない歩数」という研究結果があります[4]。

> **ポイント③**：わずか 1000 歩の歩数増加＝約 10 分間の運動量増加でも効果があります！

■図 2　歩数変化量と HDL コレステロール変化量との関係[2]

　開始時の歩数に関係なく，歩数が 1000 歩増えるごとに，HDL（善玉）コレステロールが 0.75mg/dL 増加しました。必ずしも 1 万歩でなくても，歩数を増やすと恩恵があることを示しています。

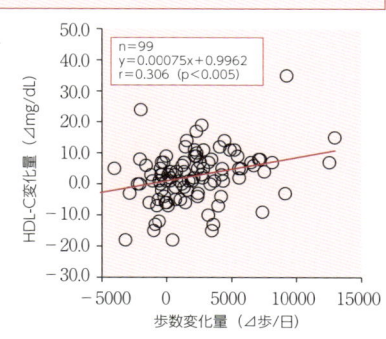

（図中：n=99，y=0.00075x+0.9962，r=0.306（p<0.005），横軸：歩数変化量（Δ歩/日），縦軸：HDL-C 変化量（Δmg/dL））

5 まとめ

■歩数計の最大の利点は，「簡便さとわかりやすさ」。

　「歩数」は誰にとってもわかりやすい指標です。「何分間運動しましょう」「○の運動を△回やりましょう」と説明するより，「○歩あるきましょう」と説明されたほうが理解しやすいですし，指導もしやすいといえます。意外に思われるかもしれませんが，我々が過去経験した歩数計を用いた運動介入では，開始当初は実は歩数計に懐疑的であることが往々にしてあります。しかし，研究終了に近づくと，「この歩数計，買い取れませんか？」と聞かれます。一度歩数計をつけると病みつきになります。指導する立場の方は，ぜひご自分で毎日装着し，この項で示した目標歩数をもとに歩いてみることをお勧めします。自分で体験することによって，説明に説得力が増します。

（宮崎　亮・石井好二郎・米井嘉一）

おまけ：歩数計の選び方，装着方法

歩数計の選び方

　歩数計には大きく分けて「振り子式」と「加速度式」の2種類があります。振り子式は，歩く時にカチカチと音がするタイプです。安価ですが，例えば，バスに乗るだけで増えてしまうなど，やや不正確です。

　一方，加速度式はやや高価ですが正確といえます。しかし加速度式もメーカーによって測定原理が異なり，歩数も異なることがあります。加速度式が望ましいですが，大切なのは，「日常的に歩数計を装着すること」です。あまり種類はこだわらなくていいと思います。

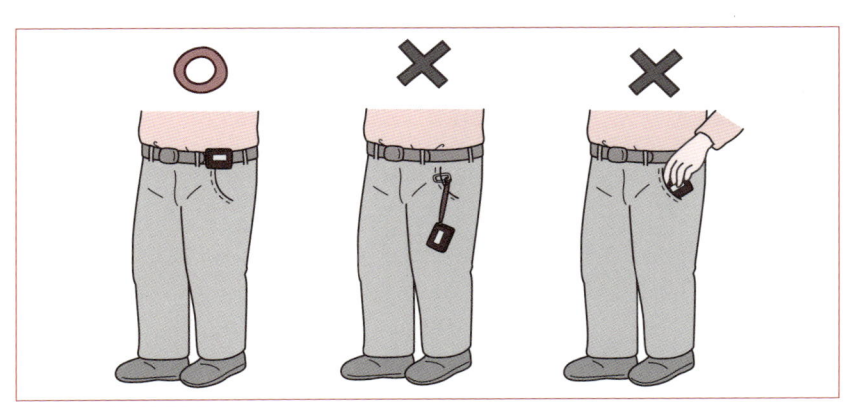

■図3　装着方法
　歩数を正確に測るには，①歩数計が膝の延長線上真上にくるように，②ベルト（または下着）に固定します。ポケットから吊り下げたり，ポケットの中に入れると，歩数が正確に測れないことがあります。

6-2 高齢者に対する指導

1 支援の目的・ゴール

高齢者の特徴を私なりにまとめると，以下の7点になります。

① 人生の残りの期間が短い
② 程度の差はあれ，治しようのない「老化」があり，またそれを自覚している（ついつい，若いころの自分自身と比較することも少なくない）
③ 難聴の人が多い（聴こえていないのになんとなく相槌を打つ人も多い）
④ 認知症までに至らなくとも，物忘れしやすい
⑤ 「もったいない」「おかげ様」「お互い様」「人様に迷惑はかけられない」「情けは人のためならず」等，昔ながらの日本人の価値観を保っている
⑥ これまでの人生で得た価値観や経験則を変えたがらない人が多い
⑦ 戦後のどん底の日本を経験している

もともと医療者が得意としてきたのは，問題点リストを作成して，それに対する方針を立てて，治療を行う「問題指向型アプローチ」です。しかし，治らない，あるいは治しようがない老化現象を有し，老い先短い高齢者の場合，すべての問題点を解決することは不可能です。問題点をゼロにするような非現実的なアプローチではなく，治せない部分とつきあいながら豊かな人生を目指す「目標指向型アプローチ」が望ましいでしょう。変えようのない現実は受け入れた上で，「何ができるか」をともに考えること（諦めと希望の調整）が大切なのです。

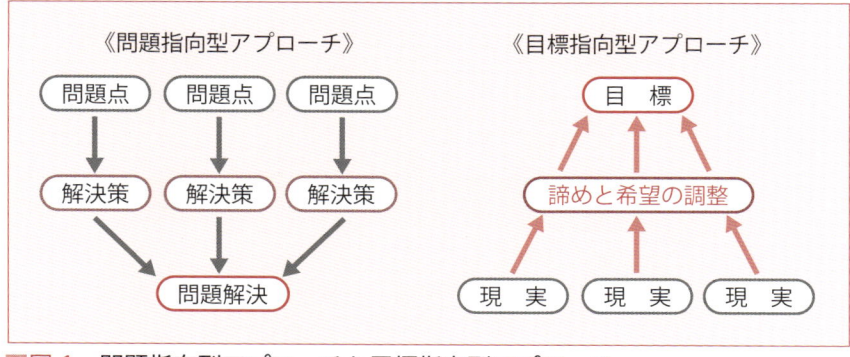

■図1 問題指向型アプローチと目標指向型アプローチ

2　症例1　難聴の高齢糖尿病患者

● こんな説明はダメ！

- 支「まさか全部の野菜が体にいいと思ってはいないですよね」
- 対「ええ？　全部の野菜がなんですって？」
- 支「だから～？　全部の野菜が必ずしも糖尿病にいいとは限らないんですよ」
- 対「はぁ？　必ず野菜を食べなさいってことですか？」
- 支「違いますよ。違います。血糖値が上がりやすいんで，糖尿病の患者さんにとっては食べ過ぎてはいけない野菜があるんですよ」
- 対「へぇ？　野菜を食べたらダメなんですか」
- 支「だから，そうじゃなくって～」

● なぜダメなのか・どうすればいいのか

　難聴の高齢者は多い。声の大きさやトーン，話すスピードなども大事だが，それ以外のポイントは以下の通りです。
　①言葉数を減らす
　②二重否定のような面倒な表現を避ける
　③1回の面接でのアドバイスは1つだけにする
　④糖尿病や血糖値よりも「あなた」にとってどうなのか，結論から話す
　⑤説明した内容を書いて，本人に手渡す
　⑥助聴器を用い，必要なら筆談も併用してコミュケーションを図る

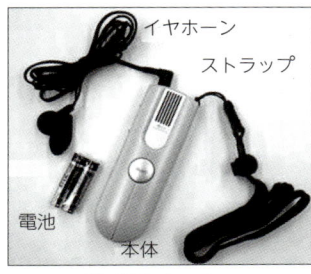

ボイスメッセ
(㈱アクティブスタイル)

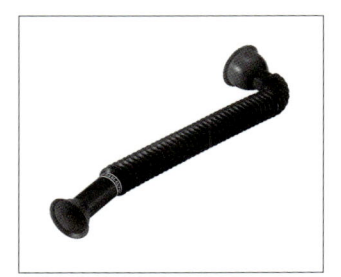

もしもしフォン(本体)
(ピジョンタヒラ㈱)

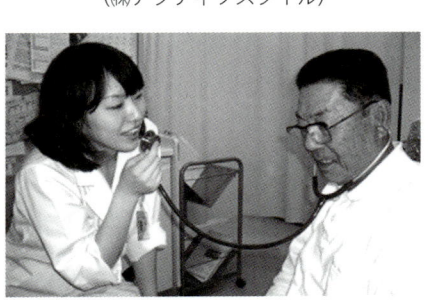

逆さ聴診器法

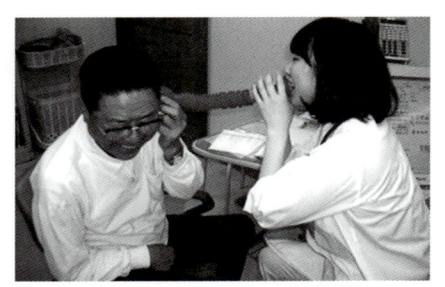

もしもしフォンの使用例

役所や銀行の窓口でも助聴器（ボイスメッセ・もしもしフォン等）はよくみられます。個人が持つ補聴器ほどの機能はないものの，案外役に立つことが多いです。聴診器を患者に渡して耳に当ててもらい，チェストピース（普通は皮膚に当てる部分）から話しかける「逆さ聴診器法（聴診器を使う人も使い方も逆）」でもよいでしょう。

　診察や面談の場所にパソコンがある場合，説明する内容を文字サイズ 40 ポイント以上でパソコンに打ち込んで画面を見せれば，たいていの患者は読むことができます。そのまま印刷して本人に手渡せば，自宅で見直すこともできるし，家族も見ることができます。

● こう説明すると効果的！

- 支「（助聴器を渡して）全部の野菜が体にいいと思いますか？」
- 対「もちろん！　違うんですか？」
- 支「実は，違うんです」
- 対「へぇー，そうなんですか」
- 支「あなたが食べ過ぎてはいけない野菜が（指を出して）5 つあります」
- 対「それは何ですか？」
- 支「（紙に文字を書きながら）イモ，豆，かぼちゃ，レンコン，ゴボウです」

3　症例 2　つい残り物を食べてしまう糖尿病患者

● こんな説明はダメ！

- 対「どうしても料理を残すのがもったいなくて，残り物を食べてしまいます」
- 支「結局食べてしまうんですよね」
- 対「（申し訳なさそうに）ええ」
- 支「だったら，やはり料理が残ったら，冷凍するか捨てるかを選ぶしかないですよね」
- 対「（不服そうに）まあ，そうですけど」
- 支「HbA1c が 7.5 ですから，目標までは遠いですよね」
- 対「（不満そうに）はぁ〜」

● なぜダメなのか・どうすればいいのか

　昔ながらの価値観を持ち続ける高齢者は多い。また，それを否定することは，それまでの人生を否定していることになりかねません。高齢者が持つ価値観を逆

に利用する手もあります。
　糖尿病の状態を例えるのに「優・良・可（不十分・不良）・不可」で表現する方法があります。また，HbA1cの値を体温計の30℃台で例える方法もあります。
例）HbA1c 7.5 の場合
- 支「学校で言うならば，通知表の可（不良）ですね」
- 支「風邪ならば，37.5℃の微熱がつづいている状態です」

　いずれもわかりやすい評価法ですが，現状の絶対的評価でありダイナミズムに欠けます。私は高齢者に説明する際には，危機感や行動目標を時代で表現することにしています。

例）
- 支「今の状態は終戦直後の焼け野原でありませんが，昭和20年代後半から30年代のように，がむしゃらに頑張らないとよくなりませんよ」

例）
- 支「やっと安定してきましたね。昭和40年代後半の感じですから，安心してくださいね」

● こう説明すると効果的！

- 対「どうしても料理を残すのがもったいなくて，残り物を食べてしまいます」
- 支「食べすぎたら体によくないとわかっていても，『もったいない』という思いのほうが強いんですね」
- 対「（少しはにかみながら）ええ」
- 支「でも食べ過ぎてしまったら，いつかは体が『もったいない』ことになりますよね」
- 対「（微笑みながら）ホントにそうですよね」
- 支「最初に来たときは終戦直後のような状況でした。今の状態は昭和30年代くらいです。もう少し頑張れば万博のころになるので，ぜひ頑張りましょう」
- 対「（うれしそうに）はい，頑張ってみます」

4 まとめ

* 高齢者の特徴：耳が遠く，忘れやすく，経験則を変えたがらない
* ゴール：厳密な医学的妥当性よりも，豊かな人生を
* アプローチ：問題指向型よりも，目標指向型（諦めと希望の調整）を
* 難聴：助聴器，聴診器，パソコン等，さまざまなツールあり
* 説明：高齢者の価値観や人生経験に合わせると効果的

（中村伸一）

● 第6章 説明力を活かした支援の実際

6-3 保険調剤薬局における保健指導

1 支援の目的・ゴール

■保険薬局の3つの利点

①気楽に立ち寄れる（予約がいらない）
②ほとんどの地域で身近にある（軒数が多い）
③病院よりも患者との関係が水平志向（本音が言いやすい）

　このような特徴があるため，現在薬局で行われている調剤や薬物療法の管理だけでなく，慢性疾患患者の長期にわたるサポートを行うことにも向いています。実際，海外では高血圧・糖尿病・喘息といった慢性疾患の管理プログラムが実施され有効性が確認されていますし，イギリスのように保険でも認めている国もあります。現在の日本では，慢性疾患患者への保健指導は医療保険の対象ではありませんが，現実には多くの患者が薬局薬剤師に相談している実情があります。

　このような利点を生かして，保健薬局での保健指導では，来局した患者と薬剤師がお話しすることで，少しでも前向きに元気になって帰ってもらうことだと考えています。慢性疾患は完治することはありませんが，患者が病気を持ちつつ生きる重さを，軽くすることはできなくても共に歩いて行くことはできるのではないでしょうか。

2 症例1 途中で怒り出す患者

①よくある失敗例

薬「お待たせしました。今日はどうされましたか？」

患「……」（しかめっ面でお金を握って立っている）

薬「この薬は血管を緩めて血圧を下げる薬で，1日1回朝食後に飲んでください。30日分なので30錠あります」（ゆっくりと薬を見せながら）
　「次に，この薬は胃酸の分泌を抑えて……」

患「前回と同じだろう？そんな説明はいちいちいいから，早くしろ！」（イライラした様子）

薬「前回から飲み始めたこの薬で気になるような体調変化や副作用はありませんでしたか？」（おどおどしながら）

患「そんなことあるわけないだろ！ あったら今日もらうわけないだろ！ いくらだ？」（薬袋を薬剤師から奪い取る）

薬「△△円です」

患「同じなのに説明なんて，時間の無駄だ！」

② なぜダメなのか・どうすればいいのか

　薬局に来た時，医療機関で長時間待たされてイライラしている患者も少なくありません。普段から薬局で薬をもらうメリットを感じられず，少しでも早く薬をもらって帰りたいと思っているような患者に，わざわざ病状を確認したり，薬の説明を全て行うことはトラブルにつながります。

　このような患者には，あらかじめ待っている様子を観察し，対応を準備しておくことです。急いでいる様子であればたずねることを絞り，相手の了解を取ってから話すとよいでしょう。例えば，待合室で立って待っていたり，何度も時計を見ているといった様子であれば「お急ぎの様子ですので，1つだけ確認させていただけますか？」というような前ふりをつけて，どうしても危険防止のために必要なことのみ確認するといった工夫が必要です。

③ 効果的な説明法

薬「○○さん，お待たせしました，お急ぎのご様子ですが1つだけ確認させていただけませんか？」

患「なんだ？」（少し当惑した様子で）

薬「前回から処方されているこの薬とこちらの薬の併用で，血糖コントロールが改善してくると，重篤な低血糖が増えることがわかり，注意を呼びかけています」

患「その話なら，医者から聞いたからわかってる，大丈夫だ」

薬「わかりました，念のため低血糖用のブドウ糖ここに入れておきますね」

患「まだあるけど，もらっとくか」

薬「必要な時はいつでもおっしゃってください」

患「わかったよ，ありがとう」（少しにやっとする）

3　症例2　薬を飲むのが怖くなった患者

① よくある失敗例

薬「今日は，インスリンを分泌させて血糖値を下げる飲み薬が出てます」

患「先生が新しくっていい薬っていうから……強い薬なんでしょう？」

- 薬「この飲み薬（SU薬）を併用される方は，低血糖を起こすことがあります」
「次に，この薬は胃酸の分泌を抑えて……」
- 患「低血糖って今まで経験したことないんだけど，どんなふうになるの？」
- 薬「お腹が減ったり，冷や汗が出たり，手が震えたりします，そのままにしておくと意識を失って，放置しておくと死んでしまいますからすぐに対応してくださいね」
- 患「低血糖を起こすと死んでしまうんですか！」（青ざめる）
- 薬「放っておいたらですよ，すぐに対処してください。あと，胃もたれを起こしたり感染症にかかりやすくなったりもします」
- 患「この薬飲むと，低血糖が起こって，胃もたれ，病気になりやすくなるのね」（こわごわ薬袋を受け取る）（低血糖や病気で死ぬくらいなら，この薬は飲まないほうがましだ）
- 薬「それではお大事に」（満足げに）

②なぜダメなのか・どうすればいいのか

　薬の副作用を気にして，医師には伝えずに減薬している患者は少なくありません。薬を飲まない理由で最も多いものが副作用を恐れてというものです。

　患者にとって薬を飲まないメリットよりも，飲むメリットが大きくなければ服用を継続しません。薬物療法を安全に進めるために，副作用の説明は必ず行わなければなりませんが，メリットも同時に伝えることができなければ，患者は飲まないことがメリットになると感じてしまいます。また，医療者は知っている医療情報をそのまま伝えることで満足しがちですが，大切なのは，その情報が患者に理解され実際に使える形になっていることです。

　例えば，低血糖を伝える場合でも対処方法や兆候を知って落ち着いて対処すれば怖がらなくてよいなど，必要以上に怖がらせないように注意します。また，副作用をそのまま伝えるのではなく，療養行動へ落とし込んで伝える工夫も必要です。例えば「感染症のリスクが高まる」は「手洗い，うがいをしてください」に，「胃もたれが出やすいので注意して」ではなく，「ゆっくり食べることで，胃もたれを防ぎ，血糖値も上がりにくくなります」と言い換えることができます。

③効果的な説明法

- 薬「今日は，新しい薬が出ていますが，どんなふうに先生から聞いておられますか？」
- 患「新しい薬で，血糖値がよく下がるって聞いてます，強い薬なんでしょう？」
- 薬「血糖値を下げる力はHbA1cだと0.5〜1％くらいはあります」
- 患「ということは副作用も強いの？」
- 薬「血糖値が下がってくると，どうしても低血糖も増えますね」
- 患「低血糖は聞いたことあるけど，起こしたことないわ」（ちょっと心配そうに）
- 薬「目安としてHbA1c7％を切ってくると低血糖が増えるようです。心配しなくても，

兆候をつかんで落ち着いて対処すれば大丈夫ですよ」（怖がらせ過ぎないように落ち着いて話す）

患「どんなふうになるの？」

薬「お腹がすいたり，冷や汗が出たり，手が震えたり人によって症状はさまざまです」
「コツは，おかしいと感じたら絶対に我慢せず，すぐにこのブドウ糖を10g取ることです」（ゆっくりと，資料を示しながら説明する）

患「低血糖以外に他に何かある？」

薬「少し風邪をひきやすくなるみたいなので，外出後には手洗いとうがいを心がけてください。あと，胃腸の動きをゆっくりにするので，血糖値は上がりにくくなるのですが，その分早食いだと胃もたれの原因になるので，しっかり噛んでゆっくり食べてください」

患「手洗いうがいとゆっくり食べることが大切なのね，ありがとう」

薬「また，結果を教えてくださいね」（血糖コントロールがよくなればいいなぁ）

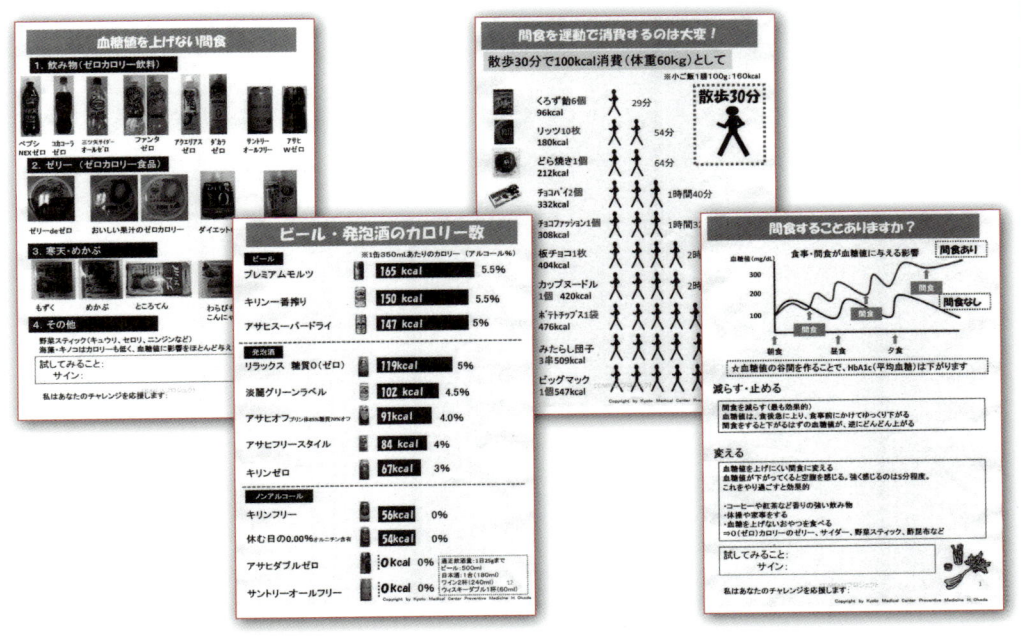

図1 薬局での自作配布資料

4 まとめ

■ 地域の薬局薬剤師を有効に利用しよう

　保険調剤薬局での保健指導は，服薬指導の一部として多くの薬局で行われているのが現状です。保険調剤薬局数は現在5万軒を超えており，コンビニよりも多くなっています。1回の時間は短くても，ほとんど全ての患者が訪れる薬局薬剤師の支援が，地域医療の一部として機能を果たしていくことで，少しでも慢性疾患発症の予防や合併症の進展抑制につながればと考えています。

（岡田　浩）

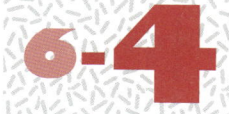

6-4 加東サンサンチャレンジ
―市民のやる気を高めるはじめの一歩―

1 支援の目的・ゴール

① **"夢がきらめく元気なまち加東"を目指して**
　肥満に伴う生活習慣病と健康増進を目的に，2007年度から加東サンサンチャレンジ～3ヵ月で3kgやせる市民大運動～を実施しています。

② **市民みんなで健康に！**
　"楽しく" "気軽に"健康づくりにチャレンジする機会を提供し，"市民みんなで健康に"を目指しています。

③ **ヘルスプロモーションの実現に向けて**
　市民が減量に取り組みやすい環境を整え，協賛店との協働や組織連携を通し，市民自ら健康習慣を保てるようヘルスプロモーションの実現を目指します。

2 特定健診～サンサンチャレンジへの流れ

　健診終了後，特定保健指導対象者を含め，ポピュレーションアプローチとして，サンサンチャレンジを実施しています。
　3か月間，とにかく1日2回体重グラフをつけていただき自分の生活習慣を振り返ることで，"ゆっくり，確実，安全でリバウンドしない減量"を支援します。
　※サンサンチャレンジの対象と方法は「質問力でみがく保健指導」を参照。

3 実際のアプローチ

　サンサンチャレンジは市民運動の位置づけであり，対象者だけではなく，市民全体および関係機関への周知が重要な鍵です。そのためにはさまざまな「説明力」が求められます。サンサン対象者への説明力（健診時や保健センターでの窓口対応），市民全体への説明力（ケーブルテレビ，広報，新聞等でのPR，他），組織・関係機関へ説明力（市役所関係各課への周知・連携，トップの理解），実際の支援における説明力（講話やメールの工夫など），市民へ

> のフィードバック力，そして最後にスタッフ間のモチベーション維持のための説明力，などです。
> 　ここでは，特に対象者への"最初の一歩"の説明の工夫とポイントをご紹介します。

① **サンサンチャレンジへのお誘い～健診時からの楽しい動機づけ～はじめの一歩～**

　特定健診時，サンサンチャレンジ対象者に「しあわせ切符」をプレゼントしています。対象の方には笑顔で受け取っていただくことができ，健診後のサンサンチャレンジの案内をスムーズにしています。

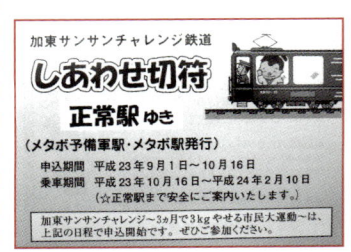

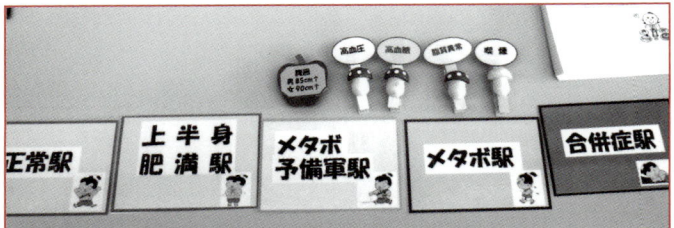

■図1　使えるツール：「しあわせ切符」と「正常駅～メタボ駅」の媒体

■**健診時，しあわせ切符をプレゼントした方への面接場面**

支「ようこそ（笑顔で）。しあわせ切符をもらってくださったのですね」

対「ああ，こんなんもらってしまったわ」（しあわせ切符を持って苦笑）

支（ツール：正常駅～合併症駅を見せながら）「○○さんは，今，どこの駅にいらっしゃると思いますか？」

対「わし？　まだ正常や。元気やし，どこも悪くないで」（本当はメタボ駅の数値）

支「そうですね。お元気で嬉しいです（否定しない）」

―相手の聞く姿勢ができてから，このまま「合併症駅」に進むか，「正常駅」に向かうか，人生の分かれ道…と説明すると耳を傾けられます

対「そうか。今なら，正常駅に戻ることができるのやね？」（対象者の内側から変化が見えます）

支「そうです。元気な○○さんが，これからもますます，健康で幸せにお過ごしいただきたいと思いますので，この『しあわせ切符』をお渡ししています」

対「そうですか。真剣に心配してくれる人，あなたくらいやわ。ありがとう」（お礼まで言われます）

　メタボの危険を一方的に説明して生活改善の方法を探ろうとする前に，まずは"とにかく，あなたに健康で幸せでいて欲しい"という気持を伝えることで対象者の心が開きます。信頼関係が築かれると，生活改善の方法について対象者から質問を受けたり，思わず本音が出るなど話が進みます。媒体は対象者の笑顔を誘い，楽しく動機づけをするのに役立ちます。

② 申込み受付時,保健センター窓口では"とにかく褒める"～

サンサン申込み期間中,保健センターには100人以上の申込者が訪れる他,サンサン期間中も随時,体重グラフを持って訪れる方が多数おられます。申込み受付時の初回面接を特に大切にし,「参加への前向きな姿勢を褒め」,やる気を高める言葉かけを心がけています。また,サンサン期間中,体重グラフを持参される方には,「まず,記録をつけていることから褒める」「グラフを一緒に見ながら生活改善の工夫を聴き,励ましを行う」など,ポジティブなフィードバックを行うようにしています。

> ※体重の変化がない方や停滞期の方には,小さな変化を褒めることでやる気がアップします。体重は右肩下がりに減らないことや停滞期の後に,必ずグラフが下がるときがあることを伝えるとよい。

③ 市民参加(サンサン体験者)による広報は親しみアップ

サンサン経験者とスタッフのコラボにより,ケーブルテレビでサンサンチャレンジの呼びかけをしたり,講座では市民の体験談に基づいた健康劇を行うなど,楽しくPRしています。

市民目線での投げかけは,気軽に「これなら参加してみようかな」とやる気が芽生え,参加者の共感を得やすく,仲間意識がさらに高まります。

4 成 果

① 3年間の成果(2007－2009)

市民運動として3年間で延べ1212人が参加されました。そのうち新規参加者が808名(平均年齢54歳,平均BMI 26.1、男性318人、女性480人)です。3か月後、体重が－2.2 kg、BMI －0.9 kg/m² へ有意に低下、3 kg 減量達成者は34.9%、5%以上の減量達成者は26.8%でした。「サンサン」が減量や健康づくり

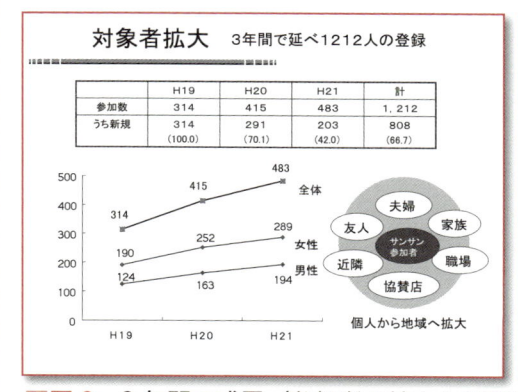

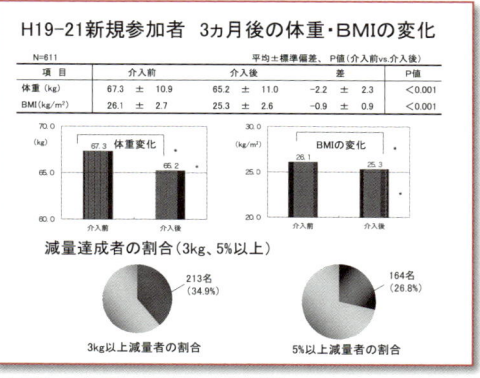

図2 3年間の成果(参加者の拡大と新規参加者の体重・BMIの推移)

の合言葉として市民に浸透するとともに、「1人ではなく、皆で健康に！」という意識や家族、仲間の声が地域への広がり、減量の成功を後押ししていると思われます。

② サンサン協賛店の拡大

商工会等を通じサンサンチャレンジ事業に賛同いただける協賛店が年々増え，2010年度は57店舗へと拡大しています。協賛店独自のアイディアで参加者の減量支援につながる健康情報の提供や商品の割引制度などが受けられる体制が整えられ、市民運動の気運が高められています。

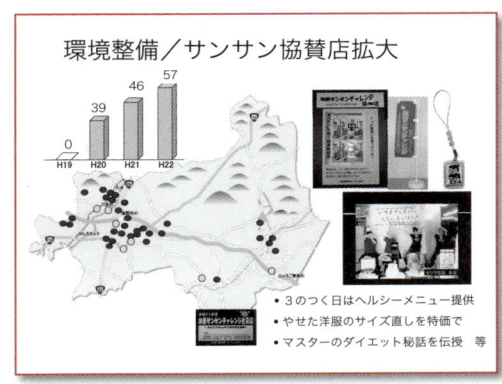

■図3　環境整備／サンサン協賛店拡大

③ 波及効果

市民運動ならではの結果として，減量達成だけではなく，減量による夢の実現などの感動のドラマが多数寄せられました（夫婦の話題が増えて絆が深まった，やり遂げた自信がつき，人生前向きになった，娘の結婚式にバージンロードを格好良く歩けたなど）。市民のエンパワメントが高められたと思われます。

3年目は、継続参加者も増え、参加者のモチベーションの維持とリバウンド防止への支援として、3kg以上の減量を維持している方に「サンサンソムリエ」認定が発足しています。

④「ダイエットのコツ100選」が完成

成果を分かち合おうと熱心に報告いただいた市民の声に応えるため、成功事例を100のコツにまとめました。市民の実践に基づくコツ集は説得力があり、目次を読むだけでも秘訣がわかりやすいと好評です。

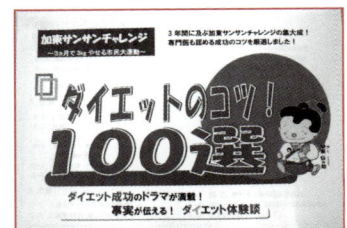

■図4　ダイエットのコツ100選

5 まとめ

■ここがポイント！〜市民との信頼関係が基盤〜

サンサンチャレンジでは，健診時の初回面接，保健センターでの窓口受付，講座など市民と会う機会ごと信頼関係が深まっているのを感じています。そして、「サンサンに参加して健康になってよかった」「ありがとう」と笑顔で語ってくれる市民の声とスタッフとの協働により年々広がっています。

これからも、市民1人ひとりの豊かな人生を応援し、地域が元気になることを夢みて、市民のニーズに耳を澄ませて、感性を磨き、あせらず、長期戦で応援していきたいと考えています。

その他の工夫ポイントを参考資料へ収載（158頁）。

（二木桂子）

6-5 Get 元気 21
―住民と職員が協力して健康づくり―

1 支援プログラムの経過

- 2003（平成 15）年 3 月より国民健康づくり運動「健康日本 21」「健康なら 21」の策定を受けて奈良県王寺町では，健康に関心のある住民と町職員が一体となり王寺町健康づくり計画「Get 元気 21」を発足させました。
- 対話を主体とした方法で人々の意見を吸い上げ「わかりやすい」計画を作り，健康づくりを推進する人を「スマイル健康隊」と呼び活動を続けてきました。
- 「スマイル健康隊」は，計画策定，その実行について議論し，葛藤を繰り返しながら参加者の認識，理解を深め，その過程で活動に対する説明力が生まれてきました。
- 「ふれあいウォーキング」「緑のおじさん」「煙バイバイ活動」「Get 元気 Book」「活き活き歯ッピークラブ」「Get 元気食クラブ」「憩いの部屋」の 7 つの作戦を展開し，総勢 80 名（住民 37 名，職員 32 名事務局 11 名）で，住民と町職員が一体となって取り組む協働（パートナーシップ）が出来上がりました。
- 「健康を Get するぜ」とのチャレンジ精神に満ちた活動を採り入れ 2010（平成 22）年を目標に健康なまちづくり活動を充実させてきました。
- 今までの日々の活動が，その活動に直接参加して得られた体感が，さらなる説得力を産み，行動変容に結びついております。その成果は平成 23 年度以後の計画策定において，活動実態に基づく，継続性，組織再編，会則改定，参加人数の増加，新規会員の募集（参加者の高齢化）等，新しい出発点に多数見られます。
- 保健活動・保健指導は「継続」に意義があります。継続こそが「行動変容」を産む原点であり，質問力と説明力に磨きがかかり，さらなる発展と充実が得られます。
- 「自分の健康 みんなの健康 仲間づくりで 元気あふれるまち 王寺町」を基本理念とし，今後も活動を続けます。
- Get 元気 21 山形キャプテンは中間報告書で，「2010 年が行政からの新たな旅立ちになるように期待しながら，期待してくださる多くの住民と共に楽しく続けて参ります」と宣言しました。平成 22 年総会資料によると総勢 131 名の住民隊員により積極的な活動が行われています。

2 支援プログラムの実際

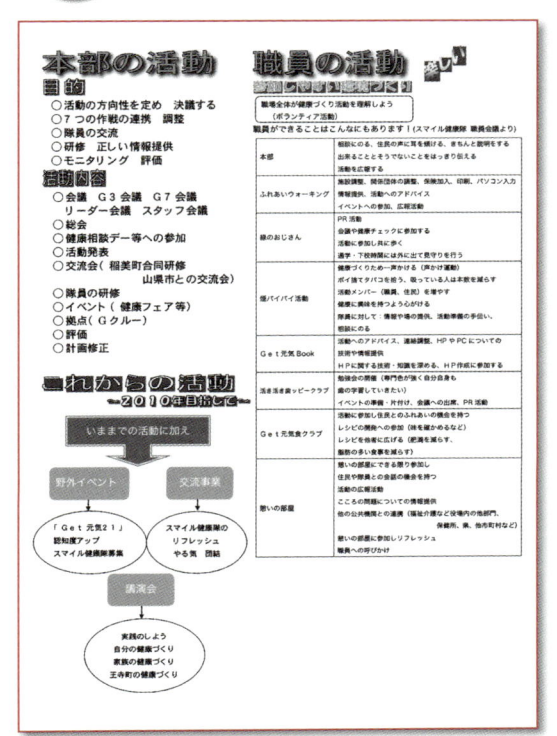

① 本部の活動＋職員の活動

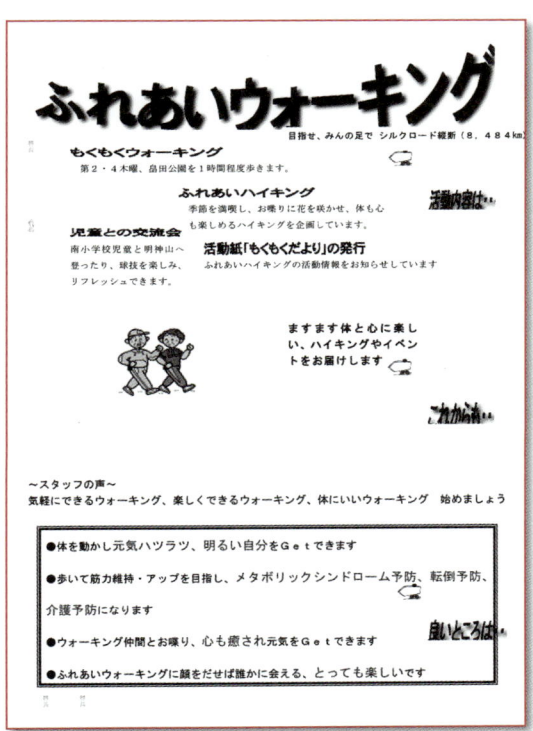

② ふれあいウォーキング

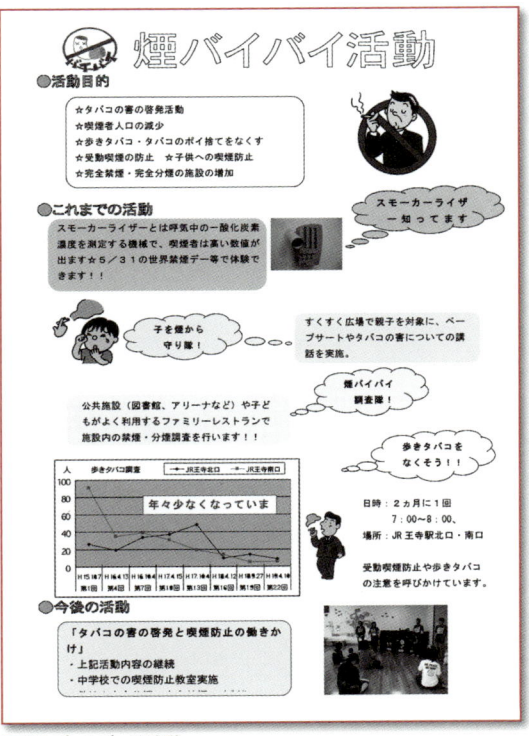

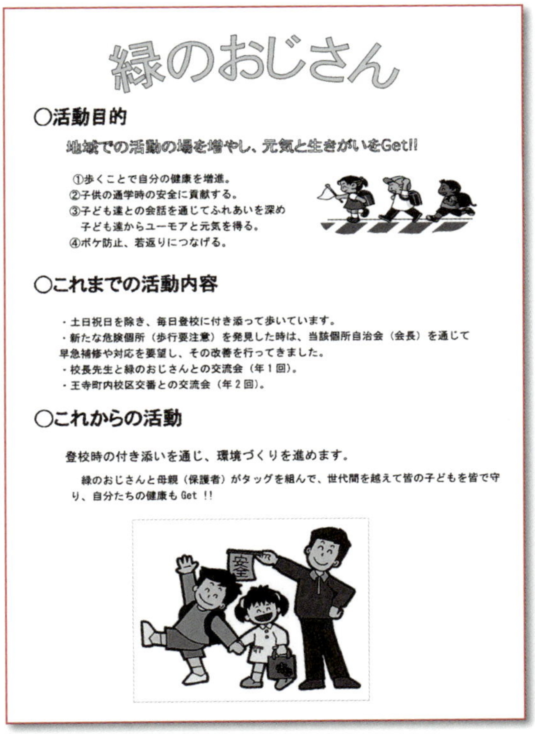

③ 緑のおじさん

④ 煙バイバイ活動

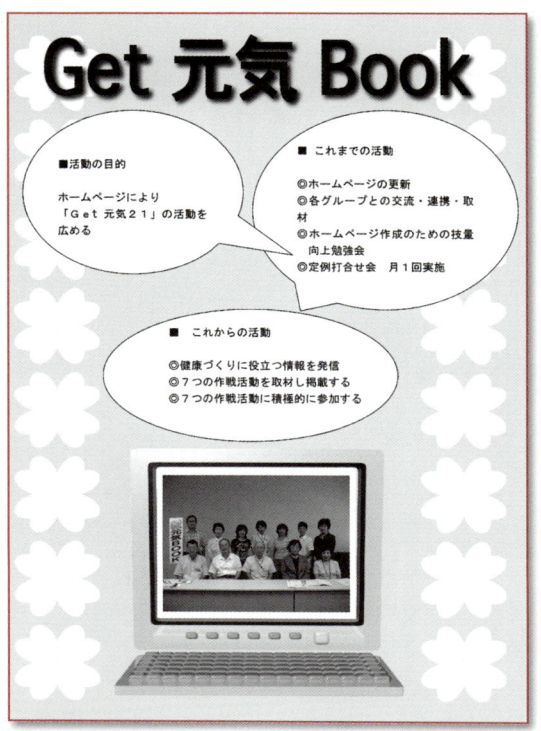

5 Get 元気 Book

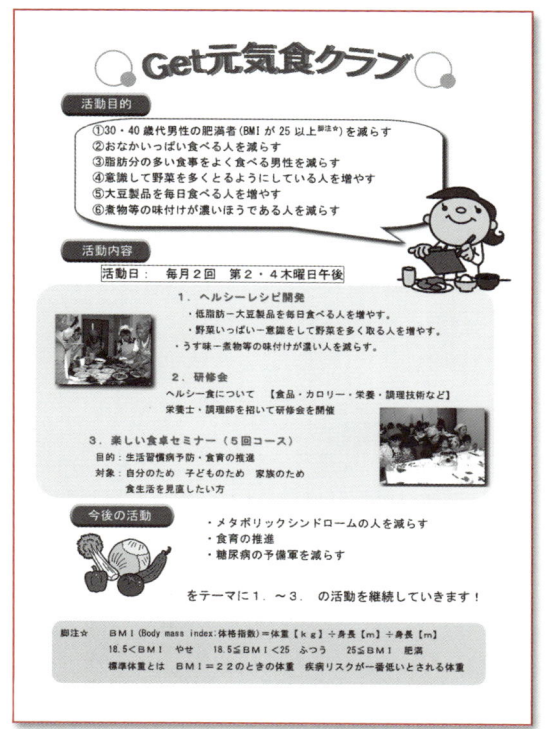

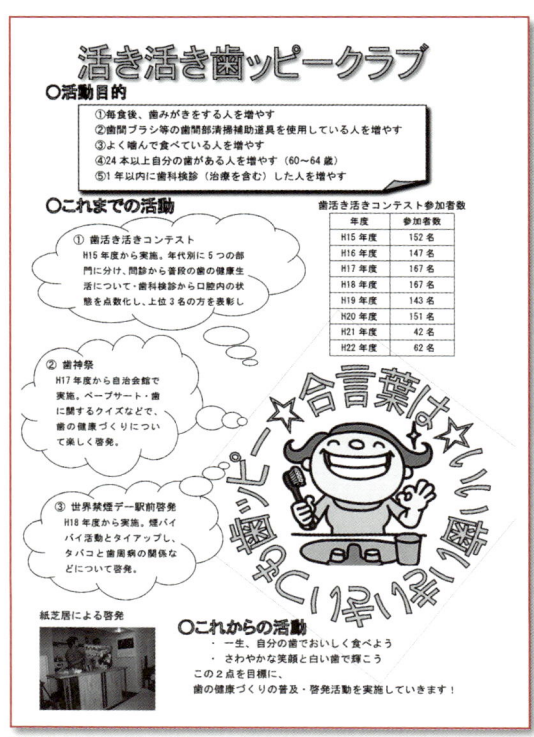

6 活き活き歯ッピークラブ

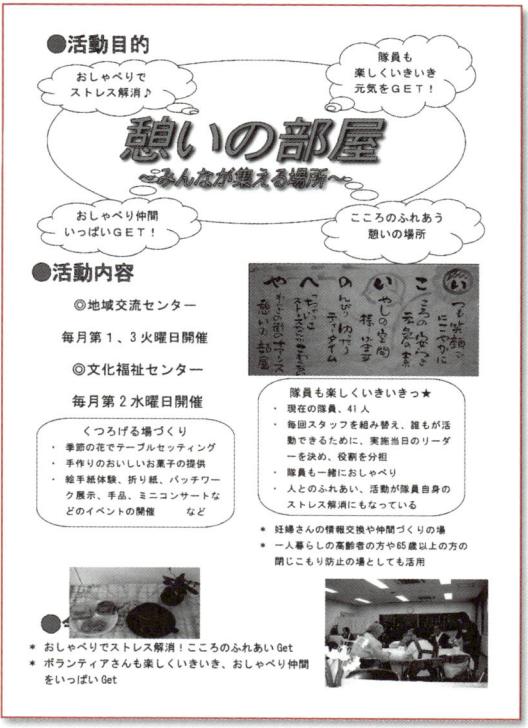

7 Get 元気食クラブ

8 憩いの部屋

3 「Get 元気 21」の活動

プログラムの特徴は，質問力から説明力への転換へ。

① 組織として確立

2010 年までを目標に，活動の最終目標である生活習慣病予防の数値目標達成を，説明力が感じられる活動へと転換し，7 つの作戦の代表者会議（G7），本部組織（G3）と活動組織を体系化し，定例的に会議を開催して評価を行いました。

② 本部活動の広がり

活動 3 年目の 2005 年から，隊員を対象とした交流活動開始。この活動においてお互いへの思いやり，協力して運営する説明力が生まれてきました。

活動 5 年目の 2007 年度には健康フェアを行い，本部事業に初めて一般住民の参加を募り，「Get 元気 21」への認知度を高め，ヘルスプロモーションの視点に立った『自分〜家族〜地域』へと広がりを見せることとなりました。

③ プログラムの成果

2011（平成 23）年 3 月，王寺町健康づくり計画（平成 15 〜 22 年）の 2 次計画となる『王寺町健康増進計画』（平成 23 〜 27 年）策定にあたり，王寺町長が「『健康づくりは仲間づくりである』，仲間ができれば楽しく継続でき，さらにやる気が出てくることでしょう。"Get 元気 21" の活動を継続されてきた方の健康度が一般の方より高いことがわかりました。このことは，**まさしく活動の成果が認められた「証し」**です。活動に参加すれば健康を得ることに繋がっていると考えられます。この計画が王寺町民の健康増進活動の目標として実践され，「健康づくりの輪」「仲間づくりの輪」が広がり，支えあい，健康で生き生きと日々の生活が送られ，一生涯健康を維持できる町民が増えることを心から願っています」と挨拶されたとおり，成果につながっています。

④ Get 元気 21，さらなる展開へ

2010 年度末で，「Get 元気 21」も目標年度を迎えました。新年度から新たに参加していただく方々と『Get 元気 21』を大きくジャンプさせたいと思い，参加者を広く募集しています（年齢は不問です）。住民と町職員が，協働（パートナーシップ）で策定し実践してきたこの計画は，行政としての視点だけでなく住民の視点から活動が展開され，王寺町全体に根強く広がる結果となりました。「質問力」に始まった活動が，その実績・報告を通じて，「説明力」を生み，その説明力が，王寺町をさらに生き生きと健康な町に発展させ，住民と行政の協働で「健康づくりの輪」が広がるまちになることを期待しています。

（岩間総一郎）

《引用文献》

1) 竹中晃二：運動指導者のための行動変容入門－ライフスタイル・プランナーへの道－，早稲田大学応用健康科学研究室, 2005.
2) 石井好二郎, 宮崎 亮, 東 保子ほか：保健指導の現場で使える運動処方, 肥満研究15(2)：126-32, 2009.
3) 健康・体力づくり事業財団：健康日本21(21世紀における国民健康づくり運動について), 健康・体力づくり事業財団, 2000.
4) Tudor-Locke C, Bassett DR Jr, : How many steps/day are enough? Preliminary pedometer indices for public health. Sports Med 34(1)：1-8, 2004.
5) Miyazaki R, Ishii K, Ichikawa H, Yonei Y : Community medicine and anti-aging: effects of combining a long-term pedometer-based physical activity program with anti-aging medical checkups on health and anti-aging medical indicators in community-dwelling older adults(Yurin Study 1). Anti-Aging Med, 7(12)：143-52, 2010.

《参考資料》

6-5 ◎王寺町健康づくり計画，2003～2010，Get元気21.
　　 ◎王寺町を元気にする7つの作戦　評価報告書.
　　 ◎"あゆみ"「Get元気21」7つのセクション，2003年4月～2011年3月.
　　 ◎始めてみませんか？　交流が広がる仲間づくり!!　ボランティア活動紹介，王寺町保健センター，平成20年3月2日.
　　 ◎王寺町健康増進計画，2011～2015，王寺町保健センター．

付録・参考資料

付録 1

★ うさぷ〜の4コマ漫画で、楽しく情報提供

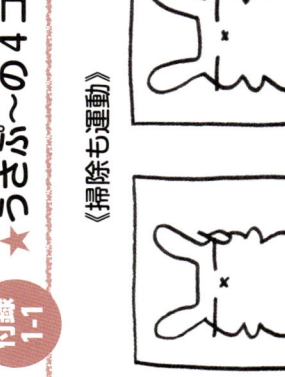

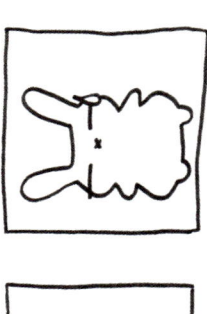

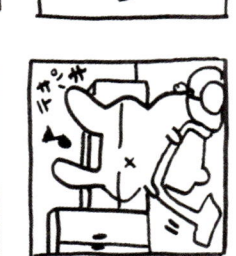

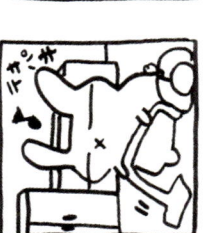

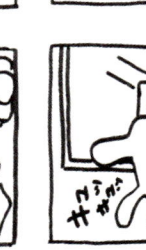

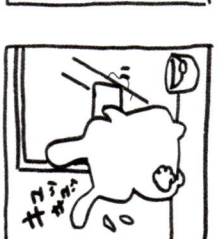

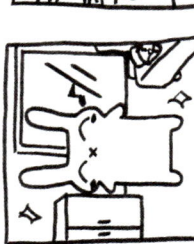

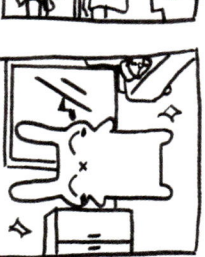

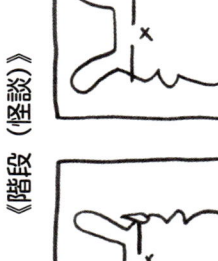

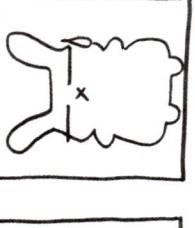

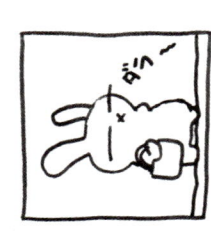

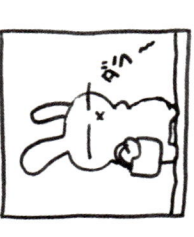

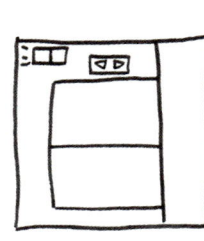

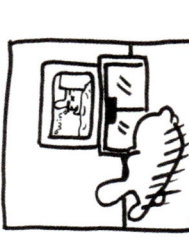

付録
1-1

《Win♪》

「知っている」と「やっている」は違います。

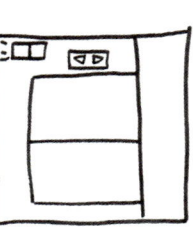

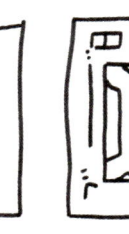

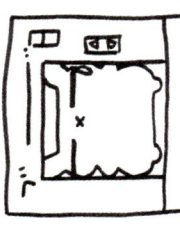

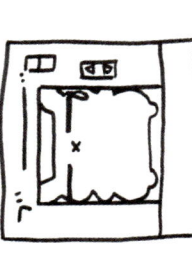

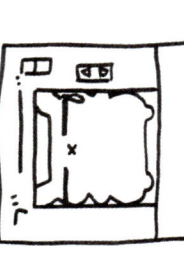

《階段（怪談）》

少しの違いが大きな変化。（階段上り8メッツ）

《掃除も運動》

お掃除で、家も体も美しく。（約3.5メッツ）

《ゲームで学ぶ運動指導》

付録 1-2 ★レッツ パーティー！ ～ うさぷ～探してメッツを習得 ～

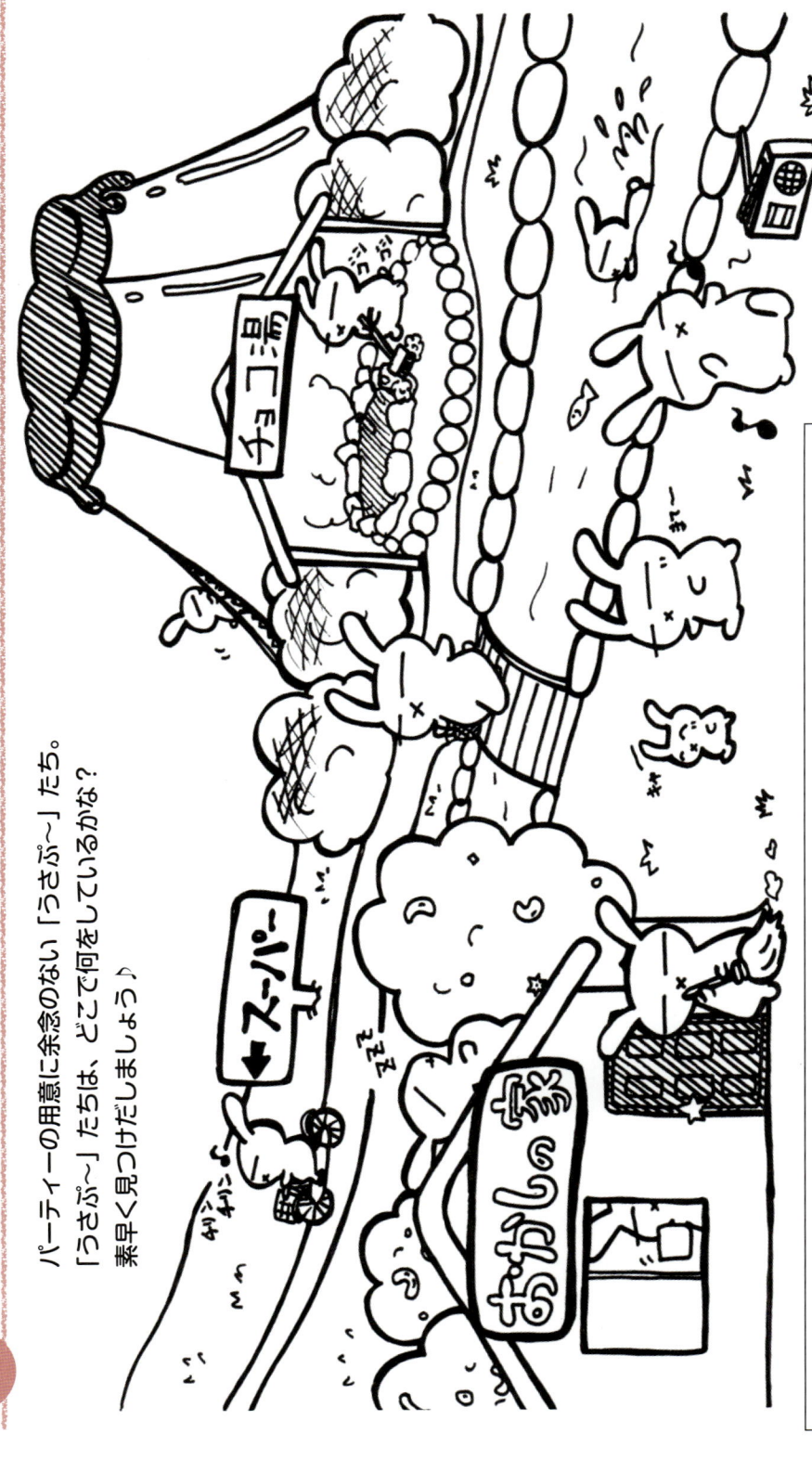

パーティーの用意に余念のない「うさぷ～」たち。
「うさぷ～」たちは、どこで何をしているかな？
素早く見つけだしましょう♪

<こたえ>
①自転車で買い出し（約4メッツ）　②プリン山の階段登り（約8メッツ）　③チョコ湯の掃除（約3.8メッツ）
④テキパキ歩いて移動中（約4メッツ）　⑤泳いで魚とり（約6メッツ）　⑥子どもと遊び中（約4メッツ）
⑦ダンスの練習（6.5メッツ）　⑧掃き掃除（3.3メッツ）　⑨怒ふさ（3.8メッツ）
⑩パーティーに備えて睡眠（0.9メッツ）

～3メッツ以上の活動がダイエットに効果的です。～

● 付録1

付録 ★ ゲームで行う軽体操「痩せろ！うさぶ〜 サイコロでカウントダウン100」
1-3

① まずはサイコロを振り、出た目の体操を行いましょう。(体の軽体操♪)
② 体操後、出た目の分だけ、100から順番にきれいにぬりつぶしていきましょう。(頭の軽体操♪)
③ 休憩を支えながらも、30分以内で「0」まで巡り着ければ素敵です♪

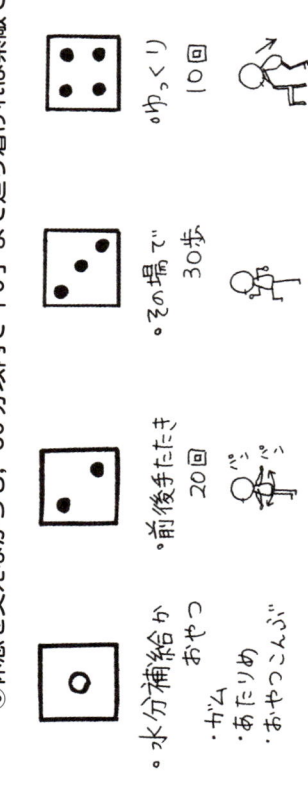

- ⚀ 水分補給かおやつ
  ・ガム
  ・あたりめ
  ・おやつこんぶ
- ⚁ 前後手たたき 20回
- ⚂ その場で 30歩
- ⚃ ゆっくり 10回
- ⚄ 片足立ち 各15秒 (合計30秒)
- ⚅ お腹凹ませ 1分

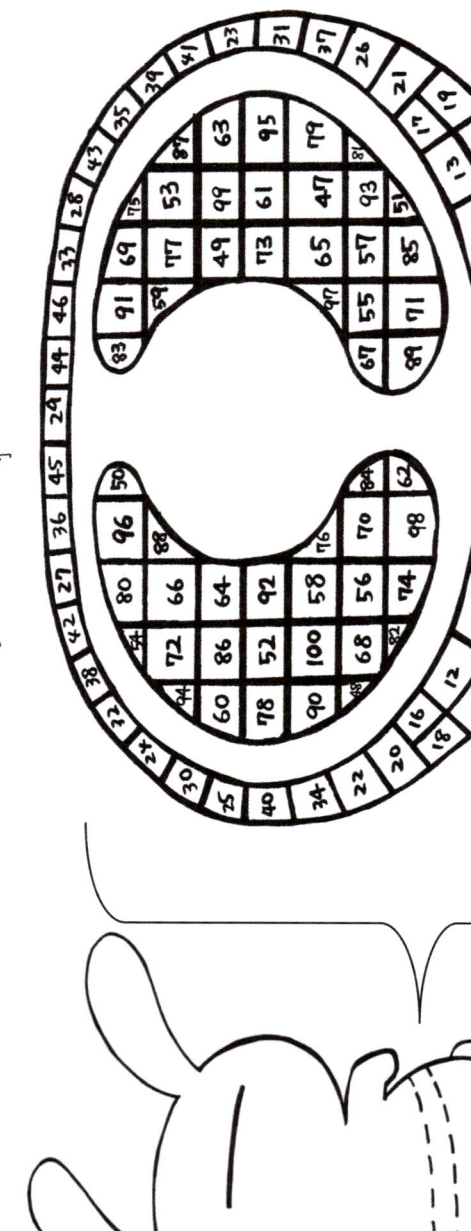

〜「気持ち良かった動作」、「お気に入りの動作」はお土産にお持ち帰りください。〜

《ゲームで学ぶ運動指導》

付録 1-4 ★ もしあなたが、減量中の「うさぷ〜」なら、どんな声掛けが嬉しいですか？

①〜④の問いの中から、掛けて欲しいと思う言葉に☑を入れてください。

応援のある時…

応援のない時…

① 体を動かすにあたって、
- □ チャッチャッと動け！
- □ こまめに動けばいいよ〜
- □ 私も動くから一緒にしよ♪
- □ 普段から忙しく動いてるんだから、無理しちゃダメよ〜
- □ その他

② 階段とエレベーターを前にして、
- □ 階段は気合で昇れ〜！
- □ 下りは膝に悪いから昇りだけ使いましょう〜
- □ とりあえず、3段だけ階段昇ってから引き返すか考えましょう。
- □ エレベーターよりも階段がエコですよね♪
- □ その他

③ 歩き方を考えよう
- □ だらしなく歩くなよ〜
- □ 速足は普通に歩くより1.5倍もカロリー消費が高いんですよ。
- □ 運動靴がカッコいいですね〜
- □ 自転車でもカロリー消費は変わらないんですって。
- □ その他

④ 誰に声をかけて欲しいですか？
- □ 医師や保健師　□ 家族
- □ 友人　□ 上司
- □ 部下　□ 子供
- □ 彼氏や彼女　□ 異性全般
- □ その他

(山本孝・イラスト作成者：やまだちえこ)

付録2 ★替え歌で学ぶ療養指導

　1955年に建てられたJoslin Clinicの建物の正面の石に刻まれた碑文の「糖尿病教育が糖尿病治療の一部ではなく，治療そのものである」というジョスリン先生の考えに，私だけでなく多くの先生方に賛同していただけると思います。

　我々の使命は，糖尿病教育を解りやすく，かつ，魅力的に楽しく翻訳して広めていくこと，そして一人でも多くの患者さんに「がってん」していただき，行動変容につなげていただくこと，そこをサポートするのが我々の仕事といっても過言ではないでしょう。そうして初めて，医療への信頼と能動的な受診，合併症の進展抑制，医療費の削減へとつながると思っています。

　患者さんに糖尿病についていかに解りやすく，簡単に，平易なことばで，納得いくように指導していくかは，その後の糖尿病治療の大きなポイントになります。私の経験では，心の底から治療の必要性が理解できた患者さんには，その後の大きな治療中断は少ないようです。

　私は東京女子医科大学の学生だった時，音楽部（合唱部）に所属していました。試験の時，先輩が作った替え歌を「上唾液核は大錐体神経〜」と神経支配が簡単に覚えられて，なおかつ忘れにくかったことを思い出して，これを糖尿病療養にも生かせないかと考え，作り始めました。これは本を読んでそのまま暗記できる優秀な先生方には必要のないことで，私のような成績が今ひとつの学生にはとても有効でした。

　そこで患者さんにもその方法を試してみたのです。患者さんに替え歌を披露することで，糖尿病教室で居眠りすることがなく，楽しく勉強ができます。処女作は当時大ブレークしたマツケンサンバⅡの替え歌「しまなみサンバⅡ」，これは字あまりで，なかなか上手にはつくれませんでしたが，合併症を知ってもらうように歌詞に入れました。

　皆が知っていて，メロディを口ずさむことのできる有名な明るい曲の歌を選んできました。なおかつ失恋の歌や淋しい歌，悲しい歌は禁物です。糖尿病と診断され，食事療法と運動療法などの指導を受けた後はとても落ち込むものです。そこでさらに悲しいメロディではがけから突き落とすようなものです。注意しましょう。

　実際の替え歌づくりはふとしたきっかけで思いついたことをメモに残しておくことから始まります。例えば「お酒はどのくらい飲めますか？」などは患者さんからよく受ける質問ですが，こうした質問からイメージを膨らませて考えます。「お酒はどのくらい飲めますか？」から「お酒を飲む場面出てくる歌」をイメージすると，お酒を飲んでいる場面描写が多いのは，日本人の心に響く演歌ですよね。

すると有名なお酒にまつわる演歌のメロディが浮かび，すぐさま「**お酒は一合までがいい**」という歌詞がパッと浮かびました。アルコールは適量一日 25 g（約一合）までに留めることが望まれます[1]から覚えやすく，歌うことで前向きのアファーメーションとなり，刷り込み効果で行動が変わってくるかもしれません。

　その後の歌詞はゴロを合わせて指導したい内容を当てはめていきます。例えば，「**お米はきちんとたべていい**」と続け，血糖値を意識するあまり，ご飯を減らしすぎておかずが多くなり，結果的にカロリーの取りすぎで肥満になっている人を多く見かけますので注意を促します。そして「**腹は八分がとてもいい**」，やはり食事療法は糖尿病治療の基本ですから，繰り返し指導することが大切です。さらに「**毎日歩くともっといい**」とつなぎ，メタボリックシンドロームを防ぐために体重を測り，減量することや，健康食品を過信しすぎないことも盛り込みます。最後に「**できたら自分をほめていい**」として，自分をほめることによって自己効力感が増し，燃え尽き症候群になることを防ぎます。

　運動療法に積極的に取り組んでもらいたい時には，テンポの良い明るい曲を選びましょう。そのメロディに合わせて，理学療法士さんに，体操をつくってもらって糖尿病教室の時に一緒に体操したら，大変盛り上がりました。理学療法士さんから「**きよしのずんどこ節**」がいいとリクエストがあり，「ひろし」でも「たけし」でも何でも良かったのですが，当院の院長の名前を取って「**たかしのずんどこ節**」にしました。

　また，サプリメントは良くても薬はいやだと言う患者さんをたまに見かけます。薬を飲んでいると糖尿病が悪いと思われるようです。その人の体に応じて必要だから薬が出されているのですから，きちんと飲んで血糖を下げることで合併症から身を守ることができるのだということを再確認しましょう。「**一度基本に戻って直しませんか？**」という歌詞を入れることによって，患者さんの頭を「健康寿命を延ばす」という本来の目標に引き戻すことができます。

　言葉の音が似ている歌詞の歌を替え歌に使ってもよいでしょう。例えば，瀬戸（せと）と血糖（けっとう）をかけて作ろうと考えたところ，私の住んでいる瀬戸内海をテーマにした流行歌のメロディが浮かびました。「**血糖は下がって小波で安定**」という歌詞をつけ，食後過血糖の改善は大血管障害を抑制することから[2] 血糖の山谷をなくすコントロールがとても大切で，血糖を小波で安定させたいものですね，というメッセージを込めました。インクレチン関連薬の登場で膵保護作用に期待が持てますから「**私の膵島元気になるの**」と入れてもよいかもしれません。その後でインクレチン関連薬について説明するとよいでしょう。低血糖についても必ず説明する必要がありますから「**低いと誰もが　心配するけれど**」と加えて「**低血糖はハヒフヘホでしたね**」と復

● 付録2

習してもよいかもしれません。また，「**カーボカウントだいじょうぶなの**」と入れればカーボカウント法について説明するチャンスをつくれるかもしれません。強化インスリン療法で超速効型インスリンの単位数が多すぎると低血糖になりますから，炭水化物量をカウントしてインスリン量を調節する治療も症例によっては有用です。さらに「**動脈硬化とさよならするのよコレステロールと血圧下げて**」と歌詞をつなげ，糖尿病だけでなく高血圧や脂質異常症の管理は重要性を理解してもらうために，大規模臨床試験を示しつつ，このことについて説明することができるかもしれません。

　楽しくわかりやすい糖尿病教室を開催する工夫は大切です。このような取り組みが患者さんに人気があり，受け入れられるとすれば，それは糖尿病教育のマーケティングとイノベーションに他ならないと思うのです。

　以下に1曲だけ替え歌の歌詞を紹介します。

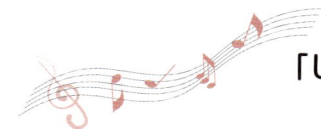

「しまなみ三百六十五歩のマーチ」

一　健康は　一番大事　だから歩いていくんだよ　早足30分　背筋伸ばして　一日休んでまた歩く　運動は体にいいよ　楽しくアンチエイジング　血糖　血圧　脂身も　続けて歩けばみなおちる　腕をふって　足をあげて　ワンツーワンツー　あきらめず　歩こう　それ　＊ワンツーワンツー　ワンツーワンツー
　＊くりかえし

二　食べすぎは　からだを壊す　だから　少しひかえましょう　腹は八分　野菜はたっぷり　おかしはたまのごほうびね　人生はワンツーパンチ　しめじを防いで過ごしましょう　ジュースは裏のカロリーを　良く見て買えば大丈夫　おなかまわり　ひきしめ-て　ワンツーワンツー　若返ってすごそう　それ　＊ワンツーワンツー　ワンツーワンツー　＊くりかえし

三　健康の　ありがたさは　病気になったら　よくわかる　一日三百六十五日　少しの管理で　差が開く　人生はワンツーパンチ　目指すは若い森光子　千里の道も一歩から　どんどん元気になりましょう　腕をふって　足をあげて　ワンツーワンツー　楽しんで　歩こう　それ　＊ワンツーワンツー　ワンツーワンツー　＊くりかえし

JASRAC 出 1108357-504

―《解説》―

　「しめじ」は「神経障害，目，腎症」のことで，最小血管合併症ですね。運動習慣をつけることも大切です。健康寿命を健康な人と変わらない日常生活の質（QOL）の維持、健康な人と変わらない寿命の確保が治療目標[3]ですから，お年をとられても若々しく人生を楽しんでいらっしゃる方の名前を入れるのもよいでしょう。

（山辺瑞穂）

文献
1) 日本糖尿病学会編：糖尿病治療ガイド 2010, 38-41, 文光堂 , 2010.
2) The DECODE studey group, : Lancet, 354 : 617-21, 1999.
3) 日本糖尿病学会編：糖尿病治療ガイド 2010, 24, 文光堂 , 2010.

参考資料

2-4 中性脂肪の説明法

●補足資料―用語解説
《小型 LDL とは》

　高コレステロール血症が動脈硬化の危険因子として確立した今日，しかし一方で，そのコレステロールの制御のみでは過半数の心血管病の発症が依然として予防できないことも判明し，さらなる動脈硬化惹起性の危険因子の同定が進みつつあります（beyond cholesterol）。脂質の絶対値ばかりではなく「質を診る」ことが beyond cholesterol として台頭しつつあるのです。この中で，小型 LDL は，代表的な質的異常の一つです。そもそも LDL は粒子の集合体であって大型から小型までの LDL がありますが，運動不足や肥満などによって，リポ蛋白を代謝する酵素であるリポ蛋白リパーゼが働きにくくなると，代謝不全から小型 LDL ができやすくなります。そして，この小型化された LDL は，血中にとどまる時間が長く，血管内にも入りやすく，酸化変性による動脈硬化を惹起しやすい性質を持つとされています。

3-5 お酒の量がなかなか減らせない

●補足資料―ブリーフ・インターベンションの概要

(1) ブリーフ・インターベンションとは，生活習慣の行動変容を目指す短時間の行動カウンセリングです。
(2) カウンセリングでは，「健康」を主なテーマとして，飲酒量低減の具体的目標を自ら設定してもらいます。飲酒問題の表面化は避け，「否認」などは介入時に扱うテーマとせず，実際，「健康」をテーマとして早期介入を行うことにより，クライアントが示す否認や抵抗も比較的少なくなります。
(3) 動機付け面接やコーチングといった面接（介入）技法を用いますが，介入の3つのキーワードは，「共感する」「励ます」「誉める」です。
(4) ブリーフ・インターベンションとは，従来型の指示的・指導的な保健指導とは異なり，クライアントの自己決定を重視し，自ら進むべき道を選択してもらい，介入者はそれに寄り添ってエンパワーし，サポートするという患者中心の行動カウンセリングを指します。
(5) 主な3つの構成要素は，「Feedback（フィードバック）」「Advice（アドバイス）」「Goal Setting（ゴール・セッティング）」です。
① Feedback（フィードバック）：スクリーニングテストなどによって対象者の飲酒問題およびその程度を客観的に評価し，このまま飲酒を続けた場合にもたらされる将来の危険や害について情報提供を行うことを指します。
② Advice（アドバイス）：飲酒を減らし（節酒）たり，止めれ（断酒）ば，どのようなことを回避できるかを伝え，そのために必要な具体的な対処法についての助言やヒントを与えることです。
③ Goal Setting（ゴール・セッティング）：「目標設定」で，クライアントが7〜8割の力で達成できそうな具体的な飲酒量低減の目標を設定してもらうことです。
　一度目標を立てたあと，実際に4週間ほど挑戦してみて，もう一度目標を上方や下方に修正，再設定することもできます。また，目標を1つに決めることが難しければ，クリアしやすい簡単な目標と難しいチャレンジレベルの目標を2つ立ててみてもらってもよいでしょう。
　以下に挙げた3つの目標設定の方法の中から自分にできそうな方法を選んで，目標を設定してもらいます。
　　（ⅰ）1日あるいは，ある期間の飲酒量の上限を決める。
　　（ⅱ）1か月間（あるいは1週間）に全く飲まない日数の下限を何日と決める。
　　（ⅲ）飲酒量低減のための具体的な対処法を決める。

(6) この早期介入を始めるに当たって，アルコール専門医療機関と連携をあらかじめ準備しておくことも重要です。

《ブリーフ・インターベンションの特徴》
① 断酒ではなく，飲酒量の減量を目標にする。
② 依存症の専門家ではなく，ヘルスケアの従事者によって行われる。
③ 依存症の患者でなく，依存症でない患者を対象とする。

●補足資料― HAPPY の目的と概要
(1) 健康被害の危惧される多量飲酒者や，すでに健康を害している多量飲酒者に飲酒問題の評価を行い，教育と適切な早期介入・指導を行うための教材とプログラム。
(2) アルコール依存症を疑われる者を早期に専門医療機関受診につなげるためのプログラム。
(3) アルコール医療の専門家でなくても，医師，保健師，看護師，薬剤師，栄養士など幅広い職種の者が平易に使用できる教材とプログラム。

▶ HAPPY を用いた 3 回の介入概要

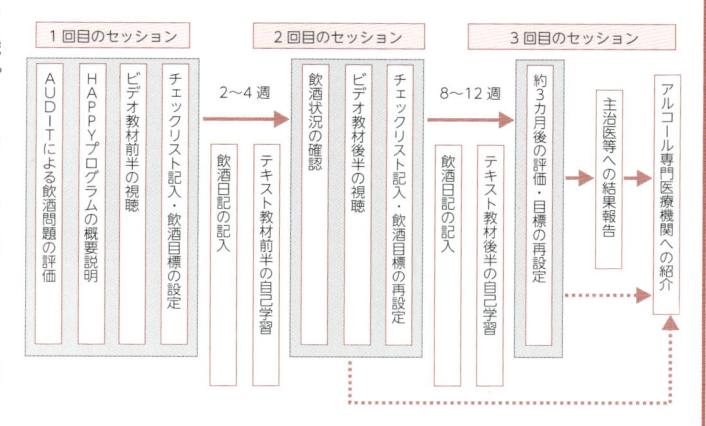

1 回目のセッション				2 回目のセッション				3 回目のセッション			
AUDITによる飲酒問題の評価	HAPPYプログラムの概要説明	ビデオ教材前半の視聴	チェックリスト記入・飲酒目標の設定	飲酒状況の確認	ビデオ教材後半の視聴	チェックリスト記入・飲酒目標の再設定	飲酒日記の記入	約3カ月後の評価・目標の再設定	主治医等への結果報告	アルコール専門医療機関への紹介

飲酒日記の記入 → テキスト教材前半の自己学習（2〜4週）
テキスト教材後半の自己学習（8〜12週）

3-16 膝が痛くて歩けない

●補足資料―用語解説

《ロコモティブシンドローム》
　　日本整形外科学会が 2007 年に新たに提唱した概念で，「運動器の障害」により「要介護になるリスクの高い状態になること」を「ロコモティブシンドローム（運動器症候群）」と定義しています。

《サルコペニア》
　　高齢期の筋肉量低下・筋力低下（サルコペニア：sarcopenia）は，「加齢による末梢神経や筋蛋白質合成などの減少などの機能低下」，「日常生活の不活発などによる廃用性筋委縮」，「不十分な栄養」などが合わさった混合原因によるとされています。2010 年に欧州の作業グループがサルコペニアの定義と診断について報告書をだしました（Age and Ageing, 2010）。それによると，まず歩行速度が毎秒 0.8 m 未満，または握力が男性 30 kg 未満，女性 20 kg 未満で，筋肉量の低下がみられる場合をサルコペニアの診断基準（案）として提案しています。なおサルコペニアは，60・70 歳代では 5 〜 13% に，80 歳以上では 11 〜 50% にみられると報告されています[1]。

1) 榊原久孝：高齢期の身体活動と健康長寿．

6-4 加東サンサンチャレンジ

- **補足資料—工夫ポイント**
- **メールの支援の工夫**

　支援の一部として，希望者にはメール支援を行っています。内容はノルマやストレスを与えないよう自己決定を尊重する提案や，励まし，癒しを心がけています。

- メールの工夫「かきくけこ」
  - か　感じて動く・・心動かすメッセージ
  - き　気づきを促す
  - く　クイズ形式で
  - け　傾聴の姿勢を忘れずに
  - こ　コミュニケーションスキルを生かして

- メールの工夫「あいうえお」
  - あ　愛を込めて（市民が健康になってほしいという願いを込めて）
  - い　癒しと励ましのメッセージ（耳を澄ませて…相手の気持ちを考えて）
  - う　詩心・夢心を抱いて（"Dream comes true"）
  - え　「えっ」と驚くタイムリーな日時に
  - お　おしつけないで提案

- **市民へのフィードバックの大切さ**
  ① 市長表彰による励まし

　市民の頑張りを認め，3 kg達成賞以外に，エピソード賞などを加えて，市長から表彰を行うことは市民への励みとなっています。また，市民の生活感あふれるユニークなサンサン川柳表彰を行うことで，楽しさの盛り上げに一役かっています。

  ② 講座に参加できなかった方への情報伝達

　市民運動は講座に参加しにくい壮年期の方も多く，サンサン講座の内容（開講講座，食事・運動講座，表彰式等）や成果をタイムリーにケーブルテレビやホームページ，広報，メールを通じてフィードバックをしています。

索引

Explanatory Power

索 引

《A〜Z》
BMAL1　61
eGFR　38
GFR　38
HAPPYプログラム　53
HbA1C　22, 49
HDL-コレステロール　26, 28, 29
JDS値　20, 22
Jカーブ効果　52
LDL-コレステロール　26, 34, 67

《あ 行》
悪玉　27, 28, 66
アルコール　52, 78
維持期　95
医療用語　11, 12
飲水誘発性熱産生　45
インスリン　11, 21
ウォーキング　74, 127
受け止める　50
運動　72, 82, 94
　　――指導　126
　　――不足　70

《か 行》
外向的　112
替え歌　152
過剰摂取　30
家庭血圧　33
カロリー計算　50
肝硬変　36
缶コーヒー　56
関心期　83, 103, 107
冠動脈疾患　25
聞き方　116
きっかけ　101
決め手　101

嗅覚で補う　63
共感する　53, 57, 59
虚血性心疾患　52
禁煙　29
空腹時血糖　20
ゲーム　150
血圧　32, 49, 81
　　――を下げる生活習慣　33
血糖値　22
減塩　62
健康管理　105
健康情報　86
現代食　31
減量　29
　　――意欲　48
　　――効果　45
　　――指導　14
　　――目標　49
高血圧　62
香辛料　59
高中性脂肪血症　25
行動変容　7
　　――ステージ　60
行動目標　10
高尿酸血症　31
合理型　113
高齢者　130
高齢者医療確保法　46
5Aアプローチ　7
小型LDL　25, 156
誇大広告　69
細切れ運動　73
コミュニケーション　14
コレステロール　98

《さ　行》

サルコペニア　75，157
糸球体濾過値　38
自己管理　103
脂質異常症　26，27，66
歯周病　40
自信度　10
実行期　91，95
指導困難者　107
死の四重奏　18
脂肪肝　24，36
脂肪吸収抑制　68
脂肪燃焼　68
酒量　52
準備期　87
食事環境　60
食事管理　102
食事記録　58
食事制限　59
心筋梗塞　33，35
信頼関係　7
推算糸球体濾過値　38
膵β細胞機能不全　21
スクワット　71
ストレス　117
スポーツドリンク　56
性格タイプ　112，116，120
　──の見分け方　116
生活改善　109
生活習慣の改善　31
生活習慣病　31
生体内リズム　61
節酒　81
説明力　15
セルフモニタリング　85
善玉　27，28
専門用語　28，34

早朝高血圧　33
速歩　84，90
咀嚼の効果　65

《た　行》

ダイエット　48
代謝　59
体重記録　51
多量飲酒　52
チャレンジ　93，101
中性脂肪　9，24，26，36
直観型　113
痛風　30
抵抗　50
適量　52
デメリット　89
糖質吸収抑制　68
透析　38
導入　121
糖尿病　11，20
　──腎症　39
動物性蛋白質　59
動脈硬化　34
　──性疾患　26
特定健診　46
特定保健用食品　68
トリグリセライド　13，49

《な　行》

内向的　112
内臓脂肪　19
　──肥満　47
ニーズ　124
日常生活活動　73
尿酸　30
脳梗塞　35

●索 引

《は 行》

バーンアウト 94
励ます 53
箸置き 65
話し方 116
ハムストリング・ストレッチ 75
早食い 64
腹八分目 35
反応がない 106
膝痛 75
久山町研究 19
非メタボ 19
フィードバック 158
フォアグラ 37
フォローアップ 123
プッシュアップ 71
ブドウ糖負荷試験 20
ブラッシング 40
ブリーフ・インターベンション 53, 156
プリン体 30
ヘモグロビン 23
ヘルスプロモーション 138
ボイスメッセ 131
飽和脂肪酸 66, 67
歩数計 70, 126
　　──の選び方 129
　　──の装着方法 129
褒める 53, 140

《ま 行》

慢性腎臓病 39
見える化 85
味覚感受性 63
水の利用法 45
無関心期 79, 107
メール支援 158
メタボ健診 47
メタボリックシンドローム 8, 18, 46
メリット 47, 65, 89
面接契約 80
目標 97
　　──指向型アプローチ 130
もしもしフォン 131
問題指向型アプローチ 130

《や 行》

野菜 54, 65
薬局における保健指導 134
有酸素運動 29
優先順位 70

《ら 行》

リパーゼ 24
リバウンド 49, 98
リポ蛋白 24, 28
略語 12
レッグエクステンション 75
ロコモティブシンドローム 75, 157

執筆者一覧

❋ 編　集

坂根　直樹（さかね・なおき）
　京都医療センター臨床研究センター予防医学研究室長・医師
　〈略歴〉自治医科大学医学部卒業。京都府立医科大学付属病院，地域医療を経て臨床経験を積む。神戸大学大学院医学系研究分子疫学(旧衛生学)助手等を経て，2003 年より現職。

佐野　喜子（さの・よしこ）
　株式会社ニュートリート代表取締役・管理栄養士
　〈略歴〉女子栄養大学栄養学部卒業。都内保健所・教育委員会において，管理栄養士として地域保健各分野に関わる。2002 年，㈲ニュートリート クリエイティブ設立。2006 年から現職。順天堂大学大学院スポーツ健康科学研究科博士後期課程在籍中。

❋ 執筆者（執筆順）

坂根　直樹（さかね・なおき） ……………………………… はじめに，第 1 章，第 2 章 1，第 3 章 1
　京都医療センター臨床研究センター予防医学研究室長・医師

八幡　芳和（やわた・よしかず） ……………………………………………………………… 第 2 章 2
　米沢市立病院第一診療部長・医師

畠　暁美（はた・あけみ） …………………………………………………………………… 第 2 章 3
　順天堂大学練馬病院・看護師

小谷　和彦（こたに・かずひこ） ……………………………………………………………… 第 2 章 4
　京都医療センター臨床研究センター予防医学研究室客員室長／自治医科大学臨床検査医学(兼)公衆衛生学講師・医師

菊地　友紀（きくち・ゆき） …………………………………………………………………… 第 2 章 5
　済生会横浜市南部病院・看護師

津崎こころ（つざき・こころ） ………………………………………………………………… 第 2 章 6
　京都医療センター臨床研究センター予防医学研究室流動研究員

藏城　雅文（くらじょう・まさふみ） ………………………………………………………… 第 2 章 7
　兵庫医科大学講師・医師

山本　徹也（やまもと・てつや） ……………………………………………………………… 第 2 章 7
　兵庫医科大学教授・医師

二木　佳子（にき・よしこ） ……………………………………………………… 第 2 章 8，第 6 章 4
　兵庫県加東市健康課（加東市保健センター）・保健師

常峰　秀美（つねみね・ひでみ） ……………………………………………………………… 第 2 章 9
　市立加西病院・看護師

阿部　尚子（あべ・なおこ） ………………………………………………………………… 第 2 章 10
　伊勢崎市民病院・看護師

石本佐和子（いしもと・さわこ） …………………………………………………………… 第 2 章 11
　福岡県立大学看護実践教育センター専任教員・糖尿病看護認定看護師

中村ちとせ（なかむら・ちとせ） …………………………………………………………… 第 2 章 12
　大垣市民病院・看護師

鮒子田睦子（ふしだ・むつこ） ………………………………………………………………… 第 3 章 2
　財団法人京都予防医学センター・保健師

津下　一代（つした・かずよ） ………………………………………………………………… 第 3 章 3
　あいち健康の森健康科学総合センターセンター長・医師

同道　正行（どうみち・まさゆき）・・・・・・・・・・・・・・・・・・・・・・・・・・・・第3章4
　京都医療センター臨床研究センター予防医学研究室／医療法人健幸会兼田医院事務長

角南　隆史（すなみ・たかし）・・・・・・・・・・・・・・・・・・・・・・・・・・・・・・第3章5
　肥前精神医療センター・医師

杠　岳文（ゆずりは・たけふみ）・・・・・・・・・・・・・・・・・・・・・・・・・・・・第3章5
　肥前精神医療センター院長・医師

石渡　裕美（いしわた・ひろみ）・・・・・・・・・・・・・・・・・・・・・・・・・・・・第3章6
　千葉労災病院・看護師

川上あき子（かわかみ・あきこ）・・・・・・・・・・・・・・・・・・・・・・・・・・・・第3章7
　徳島健生病院・看護師

松岡　幸代（まつおか・ゆきよ）・・・・・・・・・・・・・・・・・・・・・第3章8, 12
　京都医療センター臨床研究センター予防医学研究室・管理栄養士

藤井紀美子（ふじい・きみこ）・・・・・・・・・・・・・・・・・・・・・・・第3章9, 13
　株式会社ニュートリート・管理栄養士

馬引　美香（うまびき・みか）・・・・・・・・・・・・・・・・・・・・・・・・・・・第3章10
　京都医療センター臨床研究センター予防医学研究室・管理栄養士

兼田　淳子（かねた・あつこ）・・・・・・・・・・・・・・・・・・・・・・・・・・・第3章11
　京都医療センター臨床研究センター予防医学研究室・保健師

松井　浩（まつい・ひろし）・・・・・・・・・・・・・・・・・・・・・・・第3章14, 16
　有限会社ヒューマンモア代表取締役・運動コーディネーター

山本　孝（やまもと・たかし）・・・・・・・・・・・・・・・・・・・第3章15, 付録1
　フィットネス企画Q代表・健康運動指導士

佐野　喜子（さの・よしこ）・・・・・・・・・・・・・・・・・・・・・・・・・・・・・・・・第4章
　株式会社ニュートリート代表取締役・管理栄養士

中川　康司（なかがわ・やすし）・・・・・・・・・・・・・・・・・・・・・・・・・・・・第5章
　ポロンカンパニー株式会社代表取締役

宮崎　亮（みやざき・りょう）・・・・・・・・・・・・・・・・・・・・・・・・・・・第6章1
　同志社大学大学院生命医科学研究科

石井好二郎（いしい・こうじろう）・・・・・・・・・・・・・・・・・・・・・・・・第6章1
　同志社大学スポーツ健康科学部教授

米井　嘉一（よねい・よしかず）・・・・・・・・・・・・・・・・・・・・・・・・・・第6章1
　同志社大学大学院生命医科学研究科教授・医師

中村　伸一（なかむら・しんいち）・・・・・・・・・・・・・・・・・・・・・・・・第6章2
　福井県名田庄診療所所長・医師

岡田　浩（おかだ・ひろし）・・・・・・・・・・・・・・・・・・・・・・・・・・・・第6章3
　京都医療センター臨床研究センター予防医学研究室・薬剤師

岩間総一郎（いわま・そういちろう）・・・・・・・・・・・・・・・・・・・・・・第6章5
　奈良県王寺町岩間歯科・歯科医師

山辺　瑞穂（やまべ・みずほ）・・・・・・・・・・・・・・・・・・・・・・・・・・・・付録2
　村上記念病院副院長・医師

説明力で差がつく保健指導

2011年9月1日　初　版　発　行
2025年8月1日　初版第10刷発行

編　著　坂根直樹・佐野喜子

発行者　荘村明彦
発行所　中央法規出版株式会社
　　　　〒110-0016　東京都台東区台東3-29-1　中央法規ビル
　　　　TEL.03-6387-3196
　　　　URL　https://www.chuohoki.co.jp/

制　作　書肆アマネ
イラスト　イオジン
装幀・デザイン　粕谷浩義
印刷・製本　株式会社ブックグラフィカ

ISBN978-4-8058-3518-0

定価はカバーに表示してあります
落丁本・乱丁本はお取り替えいたします

本書のコピー，スキャン，デジタル化等の無断複製は，著作権法上での例外を除き禁じられています。また，本書を代行業者等の第三者に依頼してコピー，スキャン，デジタル化することは，たとえ個人や家庭内での利用であっても著作権法違反です。
本書の内容に関するご質問については，下記URLから「お問い合わせフォーム」にご入力いただきますようお願いいたします。
https://www.chuohoki.co.jp/site/pages/contact.aspx

中央法規の保健指導関連書籍

「説明力で差がつく保健指導」の姉妹本

■質問力でみがく保健指導 ―特定健診・特定保健指導従事者必携―

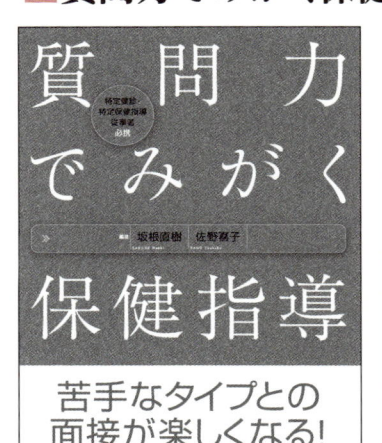

- 2008年11月刊行
- B5判・250頁
- 坂根直樹・佐野喜子＝編著
- 定価 本体2,700円（税別）

◎質問力とロールプレイを中心に，保健指導の実践力向上をめざす1冊。

◎特定保健指導で用いる「標準的な質問票」に即して，効果的な質問の方法，面接スキル向上のためのロールプレイ，性格別アプローチ法，成功事例などを解説する。

◎保健指導の「結果」を出したい専門職必読。

エビデンス50シリーズ

クイズでわかる 保健指導のエビデンス50

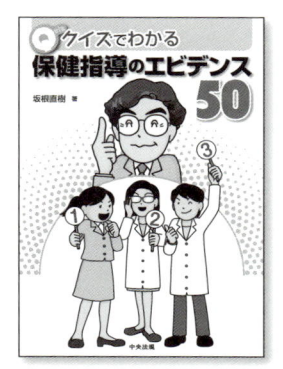

- 2013年6月刊行
- 坂根直樹＝著
- A5判・146頁
- 定価 本体2,000円（税別）

【内容】
保健指導を効果的に行う上では，対象者のさまざまな疑問に裏付けのある説明が必要となる。本書は保健指導にまつわるエビデンスをクイズ形式で解説した実務書。「どんな食事療法が一番痩せる？」「小太りの方が長生きする？」など，保健指導の際に使えるネタをわかりやすく学ぶ。

【目次】
プロローグ／第1章：肥満とメタボ／第2章：病態別の指導／第3章：食事指導編／第4章：運動指導編／第5章：保健（療養）指導編／エピローグ

Q&Aでわかる 食事・運動指導のエビデンス50

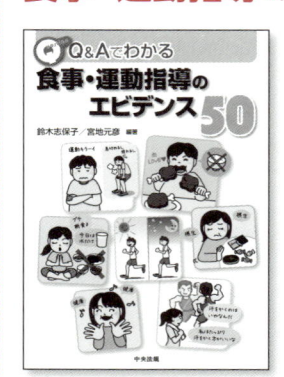

- 2013年7月刊行
- 鈴木志保子／宮地元彦＝編著
- A5判・152頁
- 定価 本体2,000円（税別）

【内容】
特定保健指導で成果を出すためには，食事・栄養や運動に関する指導内容について，自信をもって説明できる必要がある。本書は食事・運動指導のエビデンスをQ＆A形式で解説。「お酒のカロリーは少ない？」「どんな運動が痩せる？」などのありがちな質問に対する指導のコツをわかりやすく学ぶ。

【目次】
第1章：肥満と食生活／第2章：ダイエットの指導／第3章：栄養素と検査値／第4章：運動の基礎／第5章：実践！運動指導／第6章：運動指導＋α

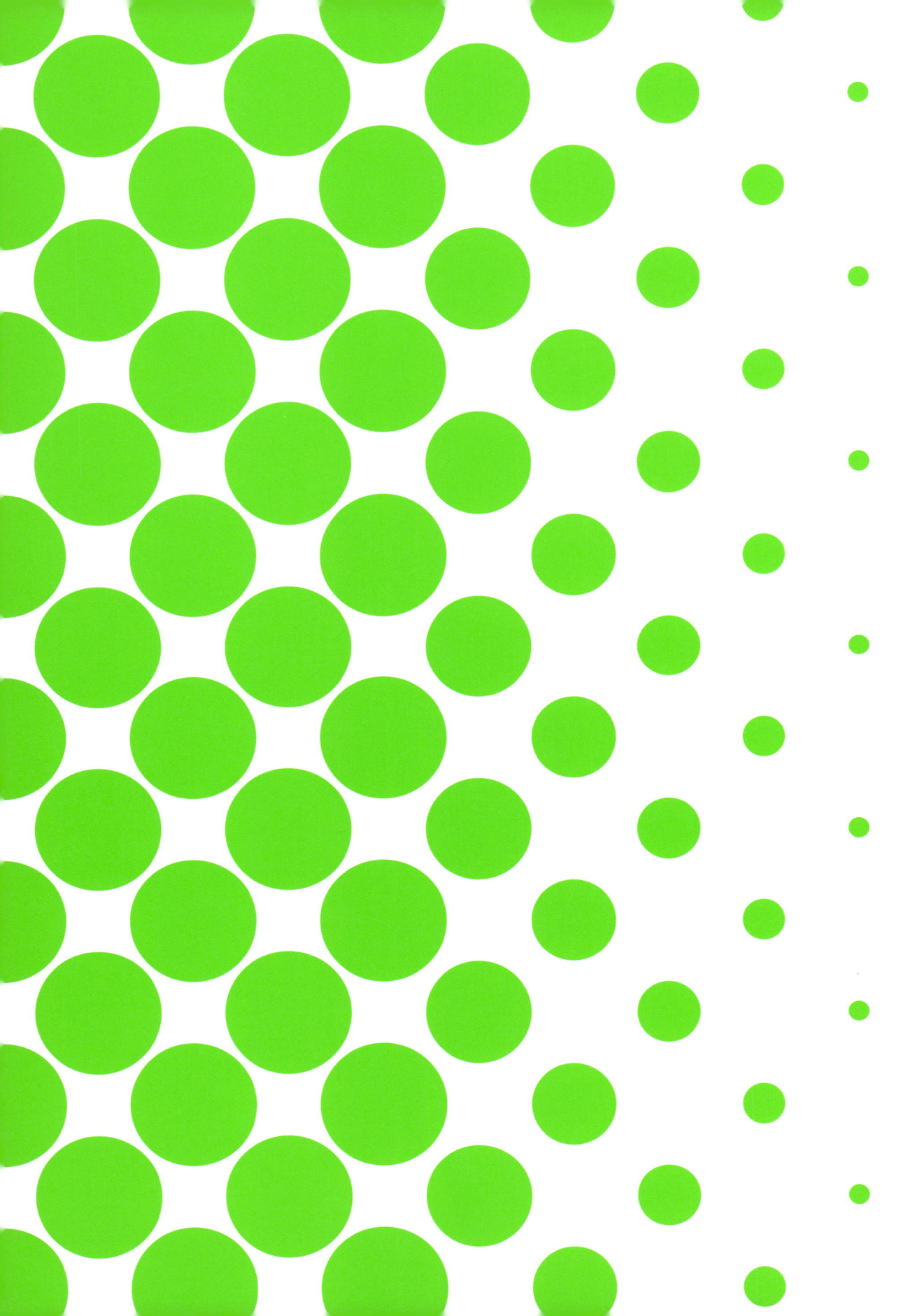